Gero Langer, Carsten Schalm

Mündliches Examen

Gero Langer, Carsten Schalm

Mündliches Examen

Prüfungswissen für Pflegeberufe

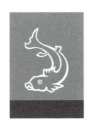

URBAN & FISCHER   München · Jena

Zuschriften und Kritik an:
Urban & Fischer, Lektorat Pflege, Karlstraße 45, 80333 München

Wichtiger Hinweis für den Benutzer
Die Erkenntnisse in der Medizin unterliegen laufendem Wandel durch Forschung und klinische Erfahrungen. Herausgeber und Autoren dieses Werkes haben große Sorgfalt darauf verwendet, dass die in diesem Werk gemachten therapeutischen Angaben (insbesondere hinsichtlich Indikation, Dosierung und unerwünschten Wirkungen) dem derzeitigen Wissensstand entsprechen. Das entbindet den Nutzer dieses Werkes aber nicht von der Verpflichtung, anhand der Beipackzettel zu verschreibender Präparate zu überprüfen, ob die dort gemachten Angaben von denen in diesem Buch abweichen und seine Verordnung in eigener Verantwortung zu treffen.

Die Deutsche Bibliothek – CIP-Einheitsaufnahme
Ein Titelsatz für diese Publikation ist bei
der Deutschen Bibliothek erhältlich

ISBN 3-437-26540-7

Alle Rechte vorbehalten
1. Auflage August 1997
2. Auflage Januar 2001

© 2001 Urban & Fischer Verlag München · Jena

05   06   07   08   09   5   4   3

Das Werk einschließlich aller seiner Teile ist urheberrechtlich geschützt. Jede Verwertung außerhalb der engen Grenzen des Urheberrechtsgesetzes ist ohne Zustimmung des Verlages unzulässig und strafbar. Das gilt insbesondere für Vervielfältigungen, Übersetzungen, Mikroverfilmungen und die Einspeicherung und Verarbeitung in elektronischen Systemen.

Lektorat: Barbara Fischer, München
Herstellung: Kerstin Wallner, München
Satz: Offizin Götz Gorissen, Berlin
Druck und Bindung: Lego Print S.p.A, Lavis
Umschlaggestaltung: prepress | ulm GmbH, Ulm
Umschlagfoto: MEV VErlag GmbH, Augsburg

Aktuelle Informationen finden Sie im Internet unter der Adresse:
http://www.urbanfischer.de

Vorwort

Das vorliegende Buch wendet sich an alle KrankenpflegeschülerInnen, die vor dem mündlichen Examen stehen. Es wurde in enger Anlehnung an die Prüfungsordnung konzipiert und bietet eine kurze und prägnante Darstellung aller prüfungsrelevanten Themenbereiche. Da der Prüfungsstoff je nach Bundesland unterschiedlich ist, haben wir uns bemüht, den Schwerpunkt des Buches auf Themen zu legen, die für alle Krankenpflegeschulen relevant sind. Auf eine zu umfassende Ausführung einzelner Bereiche wurde bewusst verzichtet, da dieses Buch nicht als Lehrbuch, sondern als Arbeitsbuch zur Vorbereitung auf die mündliche Prüfung seine Dienste leisten soll.

Ein besonderer Dank sei an dieser Stelle Herrn Karl-Heinz Stolz, Referat Alten- und Krankenpflege im Krankenhaus der Barmherzigen Brüder, Trier, für die Unterstützung bei diesem Buch ausgesprochen. Ferner möchten wir noch dem Team der Krankenpflegeschule des Brüderkrankenhauses Trier unseren Dank für die fundierte und umfassende theoretische Ausbildung aussprechen.

Wir wünschen allen unseren LeserInnen viel Erfolg beim bevorstehenden Examen und sind für Anregungen und Kritik stets offen.

Im Oktober 2000

Gero Langer
Soisbergstr. 18
36132 Eiterfeld
E-Mail:
Gero@Pflegeforschung.de

Carsten Schalm
Jesuitenpfad 11
54329 Konz
E-Mail:
C.Schalm@GMX.de

Wegweiser

Wie lerne ich effektiv?

Da steht man nun vor einem schier unüberwindlich scheinenden Berg an Wissen, das man sich innerhalb der – meist knapp gewordenen – Zeit in den Kopf pauken soll. Das Freibad lockt, die Disco ruft, das Zimmer muss noch aufgeräumt werden, die CD-Sammlung will schon seit langem wieder Mal sortiert werden, nur zum Lernen bleibt keine Zeit mehr. Trotz eines schlechten Gewissens finden sich erstaunlich viele Ausreden, um nur ja nicht für das Mündliche lernen zu müssen; dabei führt kein Weg daran vorbei, sofern man denn erfolgreich sein möchte.

Mehr Zeit zum Lernen können wir mit diesem Buch freilich nicht beschaffen – wir wollen Euch aber ein paar Tipps geben, die die Phase der Prüfungsvorbereitung effektiver gestalten helfen sollen:

- Liste der Prüfungsfächer erstellen und den Aufwand für die einzelnen Fächer einschätzen
- Zeitplan bis zur Prüfung machen, Reihenfolge der Fächer überlegen, Zeit für Wiederholungen einplanen
- 1 Tag pro Woche freihalten bzw. als »Puffer« für schlechte Lerntage einbauen
- Wiederholungstage einplanen
- Beispiel: 2 Lerntage, 1 Wiederholungstag, 2 Lerntage, 1 Wiederholungstag, 1 Puffertag
- Manchmal hilft es, Themen in Teilbereiche zum Lernen aufzuteilen; max. 7 Teile bilden
- Übersichten und Graphiken können helfen, den Stoff besser zu behalten, da Bilder vom Gehirn besser gespeichert werden
- In Lerngruppen kann man seinen Lernerfolg kontrollieren oder das Wissen in Diskussionen vertiefen
- Entspannungsübungen (Yoga, Autogenes Training, Tai Chi) geben neue Kraft.

Die Prüfungssituation

Wie verhält man sich am besten in einer Situation, die ungewohnt ist, in der man unter Leistungsdruck steht und in der man meint, alles Gelernte wieder vergessen zu haben?

Zunächst ist die Nervosität, der beschleunigte Puls und evtl. das Schwitzen eine ganz normale Reaktion des Körpers, der sich auf eine Situation vorbereitet, in der Höchstleistungen von ihm verlangt werden.

Außerdem sind die Prüfer keine bösen Menschen, die darauf bedacht sind, die Prüflinge zu quälen und dann durchfallen zu lassen – im Gegenteil, in der Prüfung sitzt man meist seinen Lehrern gegenüber, von denen man drei Jahre lang unterrichtet wurde und die versuchen werden, zu helfen und die Angst vor der Prüfung zu nehmen. Hat man gelernt, gibt es keinen Grund, sich vor einer Prüfung zu fürchten.

Man sollte versuchen, selbstsicher aufzutreten und seine Ängste und Nervosität zu verbergen, denn dadurch wird das eigene Selbstbewusstsein gestärkt. Hinterher war es nur noch halb so schlimm…

Abkürzungsverzeichnis

®	Handelsname
☞	Verweis (siehe)
↑	hoch, erhöht
↓	tief, erniedrigt
→	daraus folgt
A. (Aa.)	Arteria(e)
ACTH	adrenocorticotropes Hormon
AG	Atemgymnastik
ASE	Atemstimulierende Einreibung
B.E.	Broteinheiten, Berechnungseinheiten
BGA	Blutgasanalyse
BSG	Blutkörperchen-Senkungs-Geschwindigkeit
BZ	Blutzucker(spiegel)
CK	Kreatininkinase
CKMB	Isoenzym der Kreatininkinase
CT	Computertomographie
DK	transurethraler Dauerkatheter
EEG	Elektroenzephalographie
EKG	Elektrokardiographie
EMG	Elektromyographie
ENG	Elektroneurographie
FSME	Frühsommermeningoenzephalitis
GOT	Glutamat-Oxalacetat-Transaminase
Ig E	Immunglobulin E
LDH	Laktatdehydrogenase
LJ	Lebensjahr
M. Mm.	Musculus
MDP	Magen-Darm-Passage
ÖGD	Ösophago-Gastro-Duodenoskopie
OP	Operation bzw. Operationssaal
pCO_2	Kohlendioxid-Partialdruck
pO_2	Sauerstoff-Partialdruck
PTT	partielle Thromboplastinzeit
RR	Blutdruck
SHT	Schädel-Hirn-Trauma
SIH	schwangerschaftsinduzierte Hypertonie
Tbc	Tuberkulose
T_3	Trijodthyronin
T_4	Tetrajodthyronin
TSH	thyreoidea-stimulierendes Hormon
V. Vv.	Vena(e)
ZNS	Zentrales Nervensystem
ZVD	Zentraler Venendruck
ZVK	Zentraler Venenkatheter

Inhaltsverzeichnis

1 Pflege

1.1	Injektionen	1
1.2	Infusionen	3
1.3	Transfusionen	5
1.4	Dekubitusprophylaxe	7
1.5	Thrombo-Embolie-Prophylaxe	8
1.6	Pneumonieprophylaxe	9
1.7	Pflege eines Patienten mit Atemnot	11
1.8	Pflege eines Patienten mit Fieber	12
1.9	Pflege eines Patienten mit Herzinfarkt	14
1.10	Pflege eines Patienten mit Apoplex	16
1.11	Pflege eines Patienten mit Diabetes mellitus	18
1.12	Pflege eines Patienten mit Anus praeter	21
1.13	Pflege eines Patienten mit malignem Tumor	23
1.14	Pflege eines Patienten mit AIDS	25
1.15	Pflege eines tracheotomierten Patienten	26
1.16	Pflege eines Patienten mit zentralem Venenkatheter	27
1.17	Pflege eines Patienten mit Magensonde	29
1.18	Pflege in der Urologie	31
1.19	Beobachtung der Ausscheidungen	34
1.20	Prä- und postoperative Versorgung eines Patienten	37
1.21	Pflege älterer Menschen	39
1.22	Grundlagen der Ernährung	40

2 Krankheitslehre Innere Medizin

2.1	Diabetes mellitus	43
2.2	Formen der Anämie	45
2.3	Herzinsuffizienz	48
2.4	Herzinfarkt	50
2.5	Entzündliche Herzerkrankungen	51
2.6	Erkrankungen der Herzklappen	54
2.7	Pneumonie	56
2.8	Bronchiektasen	57
2.9	Bronchitis	58
2.10	Asthma bronchiale	59
2.11	Gastritis	61
2.12	Magen- und Duodenalulzera	62
2.13	Colitis ulcerosa	64
2.14	Morbus Crohn	65
2.15	Pankreatitis	66
2.16	Hepatitis	68

2.17	Leberzirrhose	70
2.18	Glomerulonephritis	71
2.19	Pyelonephritis	72
2.20	Akutes Nierenversagen	73
2.21	Chronische Niereninsuffizienz	75
2.22	Grundlagen der Dialysebehandlung	76

3 Krankheitslehre Chirurgie

3.1	Chirurgische Infektionslehre	77
3.2	Allgemeine Unfallchirurgie	79
3.3	Osteosynthese	81
3.4	Schock	82
3.5	Polytrauma	83
3.6	Verletzung von Schädel und Gehirn	84
3.7	Verbrennungen, Verbrennungskrankheit	86
3.8	Thoraxverletzungen	88
3.9	Beckentrauma	89
3.10	Bronchialkarzinom	90
3.11	Erkrankungen der Schilddrüse	91
3.12	Erkrankungen der Nebenschilddrüse	93
3.13	Ösophaguserkrankungen	94
3.14	Ulkuskrankheit von Magen und Duodenum	96
3.15	Magenausgangsstenose	97
3.16	Duodenalstenose	97
3.17	Magenkarzinom	98
3.18	Pankreaskarzinom	99
3.19	Lebertumore	99
3.20	Akutes Abdomen	100
3.21	Peritonitis	102
3.22	Kolon-Rektum-Karzinom	103
3.23	Anus praeter	104
3.24	Ileus	105
3.25	Hernien	106

4 Krankheitslehre Gynäkologie und Geburtshilfe

4.1	Missbildungen der weiblichen Geschlechtsorgane	109
4.2	Erkrankungen der Genitalorgane	110
4.3	Spezifische Infektionen	113
4.4	Endometriose	115
4.5	Gutartige Tumore	116
4.6	Bösartige Tumore	117

4.7	Zyklusstörungen	120
4.8	Störungen der Fruchtbarkeit	122
4.9	Empfängnisverhütung	124
4.10	Diagnostik in der Schwangerschaft	126
4.11	Veränderungen in der Schwangerschaft	127
4.12	Erkrankungen in der Schwangerschaft	127
4.13	Störungen der Geburt	134
4.14	Störungen des Wochenbettes	140

5 Krankheitslehre Psychiatrie und Neurologie

5.1	Störungen im Kindes- und Jugendalter	144
5.2	Exogene Psychosen	146
5.3	Endogene Psychosen	149
5.4	Neurosen	152
5.5	Persönlichkeitsstörungen	154
5.6	Sucht	156
5.7	Neurologische Untersuchungsmethoden	158
5.8	Gefäßbedingte Erkrankungen	159
5.9	Entzündliche Erkrankungen	160
5.10	Degenerative Hirnerkrankungen	162
5.11	Epilepsie	163
5.12	Multiple Sklerose	166
5.13	Bandscheibenvorfall	166
5.14	Querschnittssyndrom	167
5.15	Polyneuropathie	168

6 Psychologie, Soziologie, Pädagogik und Rehabilitation

6.1	Methoden der Psychologie	169
6.2	Entwicklungspsychologie	171
6.3	Die Bedürfnispyramide nach MASLOW	173
6.4	Kommunikation	175
6.5	Soziologie	177
6.6	Sozialisation	178
6.7	Die soziale Rolle	179
6.8	Die soziale Gruppe	180
6.9	Organisationssoziologie	182
6.10	Soziale Normen	183
6.11	Soziale Umwelt im Kontext von Gesundheit und Krankheit	184
6.12	Das Kind im Krankenhaus	185
6.13	Erziehung	186
6.14	Erziehungserfolg und Erziehungsmittel	187

6.15	Erziehungs- und Führungsstile	189
6.16	Teamarbeit	190
6.17	Unter- und Überforderung, Konflikte	190
6.18	Beurteilung von MitarbeiterInnen	192
6.19	Rehabilitation	194

7 Hygiene und Infektionslehre

7.1	Krankenhaushygiene	198
7.2	Infektionen im Krankenhaus	200
7.3	Sterilisation	202
7.4	Desinfektion	203
7.5	Spezielle krankenhaushygienische Maßnahmen	204
7.6	Erreger von Infektionen	206
7.7	Abwehrmechanismen des Menschen	210
7.8	Die Infektionskrankheit	212
7.9	Impfungen	216

Glossar 217

Pflege

1.1 Injektionen

Eine Flüssigkeit wird mittels einer Spritze und Kanüle in das Gewebe oder in das Gefäßsystem gebracht.

Vorteile der Injektion
- Schneller Wirkungseintritt und steuerbarer Medikamentenspiegel
- Medikamente, die im Magen-Darm-Trakt inaktiviert würden oder die eine Depotwirkung haben, können gegeben werden
- Kann unabhängig von der Bewusstseinslage des Patienten sowie bei Nahrungskarenz verabreicht werden
- Lokale Wirkung kann erzielt werden.

Injektionsarten und -orte
- Intrakutan (i.c.): unmittelbar unter die Oberhaut, z.B. Unterarm-Innenseite
- Subkutan (s.c.): in das Unterhautgewebe, z.B. halbmondförmig unter dem Bauchnabel, Flanken
- Intramuskulär (i.m.): in den Muskel, z.B. M. glutaeus, M. biceps, M. deltoideus, M. quadriceps femoris
- Intravenös (i.v.): in das venöse Gefäßsystem, z.B. Ellenbeuge, Unterarm, Handrücken, Fußrücken, Schädelvenen beim Säugling
- Intraarteriell (i.a.): in das arterielle Gefäßsystem, z.B. Aa. femoralis, radialis, carotis.

Vorbereitung, Durchführung und Nachsorge am Beispiel der i.m.-Injektion
- Hände desinfizieren, 5-R-Regel beachten, Material richten, Injektionslösung steril aufziehen
- Injektionsort und –methode wählen (s.u.)
- Patienten informieren, lagern, Einstichstelle wählen und desinfizieren
- Haut spannen, Kanüle zügig einstechen, dabei Richtung und Tiefe nach Injektionsmethode und Ernährungszustand des Patienten wählen
- Blut-Aspirations-Probe durchführen, dann Medikament langsam injizieren, Patienten beobachten

- Nachdem die Kanüle entfernt wurde: trockenen, sterilen Tupfer auf die Punktionsstelle pressen und kreisend massieren
- Material entsorgen, Injektion dokumentieren.

Methode nach v. Hochstetter Mit der ventroglutealen Methode nach von Hochstetter wird v.a. bei Erwachsenen der Injektionsort am M. glutaeus medius ermittelt.
- Patient in entspannte Seitenlage bringen, Knie leicht angewinkelt
- Liegt Patient auf seiner rechten Seite, Injektionsort mit rechter Hand ausmessen
- Zeigefinger ertastet Spina iliaca anterior superior, Mittelfinger gleitet an Crista iliaca entlang bis Zeige- und Mittelfinger max. gespreizt sind
- Hand drehen, bis Handballen in Richtung Trochanter major zeigt, wobei Zeigefinger auf der Spina iliaca superior anterior verbleibt
- Spitze des Dreiecks zwischen Zeige- und Mittelfinger bildet den Injektionsort; Kanüle senkrecht einstechen.

Crista-Methode Zweite Methode zur sicheren Bestimmung des Injektionsortes v.a. bei Kindern am M. glutaeus medius.
- Patient in entspannte Seitenlage bringen, Knie anwinkeln
- Zeigefinger parallel entlang der Crista iliaca legen
- Injektionsort liegt beim Erwachsenen drei fingerbreit unterhalb der Crista iliaca; Kanüle in Richtung Bauchnabel einstechen.

Injektion in den Oberschenkel
- Patient liegt in Rückenlage, vorgesehenes Bein leicht innenrotiert
- Außenkante der einen Hand an Trochanter major, Außenkante der anderen Hand an Patella legen
- Daumen abspreizen; im mittleren Drittel der gedachten Linie entlang der Handknöchel ist Injektionsort, der M. quadriceps femoris
- Kanüle senkrecht einstechen.

Injektion in den Oberarm
- Injektion in M. biceps und M. deltoideus, dabei in Richtung Humerus injizieren
- Nur in Ausnahmefällen und nur vom Arzt.

Kontraindikationen für eine i.m.-Injektion
- Marcumarisierung, Lysetherapie, Gerinnungsstörungen
- Verdacht auf Herzinfarkt: Herzmuskelenzyme werden verfälscht und mögliche Lysetherapie wird beeinträchtigt

- Schock, wegen Zentralisation können die Medikamente nicht resorbiert werden
- Lokal bei Entzündung, Ödem, Infektion, Vernarbung, Hauterkrankung
- Lähmung der Beine.

Komplikationen
- Schmerzen am Injektionsort
- Lokale Hautreaktion, z.B. Rötung
- Allergische Komplikationen, z.B. anaphylaktischer Schock
- Gewebeschädigung bis zur Nekrose, Spritzenabszess
- Blutung/Hämatombildung
- Nervenschädigung
- Kanülenabbruch am Konusansatz
- Versehentliche intravasale Injektion.

1.2 Infusionen

Meist tropfenweises Einfließenlassen größerer Flüssigkeitsmengen in den menschlichen Organismus.

Indikationen
- Wasser- und Elektrolythaushalt sowie Säure-Basen-Gleichgewicht regulieren
- Als Trägersubstanz oder Basislösung für Medikamente
- Parenterale Ernährung
- Venöse Zugänge offen halten
- Volumen auffüllen
- Osmotherapie
- Diagnostische Zwecke, z.B. Kontrastmittelinfusion.

Möglichkeiten der Zufuhr
Intravenös (i.v.), intraarteriell (i.a.), subkutan (s.c.).

Gruppen
- Wasser- und Elektrolythaushalt regulieren
  - Voll-Elektrolyt-Lösung, z.B. Ringer-Lösung® Jonosteril®
  - Halb-Elektrolyt-Lösung, z.B. Jonosteril HD®
  - Mono-Elektrolyt-Lösung, z.B. NaCl 0,9%
  - Elektrolytkonzentrate
  - Zweidrittel-/Eindrittel-Elektrolyt-Lösung
- Säure-Basen-Haushalt korrigieren
  - Saure Lösung bei Alkalose, z.B. NaCl 10% + L-Argininhydrochlorid, KCl-Lösung
  - Basische Lösung bei Azidose, z.B. Natriumhydrogenkarbonat, Natriumlaktat

- Trägerlösung
  - Zur Gabe von Antibiotika, Vitaminen, Zytostatika
  - Z.B. NaCl 0,9%, Aqua dest., Elektrolyt-Lösungen, Glukose 5%
- Nährlösungen
  - Dienen als Energielieferanten zur parenteralen Ernährung
  - Kohlenhydrathaltig, z.B. Glukose 5%, 40%
  - Fetthaltig, z.B. Lipofundin®, Lipovenös®
  - Aminosäurehaltig, z.B. Aminofusin®, AKE®, Traumasteril®
- Volumen substituieren
  - Plasmaexpander
  - Kolloidale Lösungen
  - Kristalloide Lösung
  - Z.B. Ringer-Lösung®, HAES steril®, Dextran®, Plasmasteril®, Albumin®, Erythrozyten-Konzentrate
- Osmotherapie
  - Z.B. Mannit-Lösung, Sorbit-Lösung, Glyzerol-Lösung.

Medikamente zumischen

- Unmittelbar vor Gebrauch: Medikament nach Anordnung aufziehen, Gummistopfen der Infusionsflasche desinfizieren, Medikament einspritzen, Überdruck in der Flasche vermeiden
- Kontrolle: Ausflockung, Kristallisation, Trübung, Farbveränderung?
- Lichtempfindliche Medikamente mit lichtdichtem Überzug und speziellem Infusionsbesteck schützen
- Flasche mit Zusatz, Zeitpunkt der Zubereitung, Patientenname und Zimmernummer beschriften
- Laufzeit auf der Infusion und in der Kurve dokumentieren.

Pflege eines Patienten mit Infusionen

- Tropfgeschwindigkeit kontrollieren, evtl. regulieren
- Bei Perfusor beachten: Infusion im Bypass nur mit Rückschlagventil laufen lassen, um ein »Hochdrücken« der Perfusor-Lösung in die Infusionsflasche bei z.B. abgeknickter Infusionsleitung zu verhindern
- Fetthaltige Lösungen
  - Meist über ZVK infundieren (☞ 1.16)
  - Laufzeit 8–24 Stunden
  - Nicht alleine, sondern nur zusammen mit anderen Infusionen infundieren
  - Können ZVD-Wert verändern
  - Keine Medikamente außer fettlöslichen Vitaminen zumischen
- Infektionen vermeiden
  - Händedesinfektion vor jeder Manipulation
  - Entzündungszeichen sofort dem Arzt melden

- Täglich Infusionsbestecke mit allen Zwischenstücken austauschen
- Braunülenpflege: täglich die Einstichstelle beobachten, Punktionsstelle mind. alle 2 Tage desinfizieren, ggf. endständigen Filter einsetzen
■ Luftembolie vermeiden
- Bei ZVK Infusionssysteme nur in Kopftieflage dekonnektieren oder den ZVK vor einer Dekonnektion abklemmen.

1.3 Transfusionen

Eine Transfusion ist eine Übertragung von Blut oder Blutbestandteilen.

Indikationen
■ Bestimmte Blutbestandteile wie Gerinnungsfaktoren, Plasmaproteine, Thrombozyten oder Erythrozyten ersetzen
■ Volumen substituieren
■ Blut austauschen, z.B. bei Morbus haemolyticus neonatorum.

Kontraindikationen
■ Polyglobulie, Thrombose oder Embolie, weil ein erhöhter Hämatokrit die Fließgeschwindigkeit senkt
■ Dekompensierte Herzinsuffizienz (☞ 2.3).

Blutpräparate
■ **Frischblut:** enthält alle Blutbestandteile, max. 72 Stunden alt
■ **ACD-Warmblut:** innerhalb von 4 Stunden transfundieren, da es nach Abnahme nicht gekühlt wird
■ **Erythrozyten-Konzentrat:** enthält nur 20% der Plasmamenge, Leukozyten und Thrombozyten wurden entfernt, 21–28 Tage haltbar; gefilterte Erythrozyten: Plasma wird vollständig entfernt, Erythrozyten werden mit NaCl 0,9% gespült; praktisch frei von Leukozyten, Thrombozyten, Eiweißen; 1 Tag haltbar
■ **Leukozyten-Konzentrat:** enthält Granulozyten, einige Stunden haltbar
■ **Thrombozyten-Konzentrat:** hierbei ist eine blutgruppengleiche Transfusion wichtig! 4-8 Stunden haltbar

Plasmapräparate
■ **FFP** (= fresh frozen plasma): nach Entnahme werden alle zellulären Bestandteile entfernt, danach eingefroren, enthält also noch alle gerinnungsaktiven Substanzen, blutgruppengleiche Transfusion wichtig

- Gerinnungspräparate: enthalten einen oder mehrere Gerinnungsfaktoren, aus Frischplasma gewonnen
- Humanalbumin: zum Volumenersatz
- Immunglobuline: enthalten spezifische und unspezifische Antikörper des menschlichen Plasmas.

Vorbereitung, Durchführung und Nachsorge

Vorbereitung
- Blutgruppe und Rhesusfaktor bestimmen
- Blut für Kreuzprobe im Labor abgeben
- Konserve anfordern, abholen, kontrollieren; Konserve sollte Raumtemperatur haben, evtl. erwärmen
- Arbeitsfläche und Hände desinfizieren, Handschuhe anziehen
- Das Erythrozyten-Konzentrat vorsichtig durchmischen, evtl. Ery-Set® einbringen
- Konserve flach hinlegen, Transfusionssystem einstechen, Rollklemme schließen, durch leichten Druck auf Beutel Filterkammer vollständig und Tropfkammer halb füllen; Schlauchsystem entlüften
- Puls, Temperatur und Blutdruck des Patienten kontrollieren.

Durchführung
- Patienteninformation sicherstellen
- Patienten evtl. darauf aufmerksam machen, Blase und Darm zu entleeren
- Transfusion erst nach vorangegangenem Bedside-Test durch den Arzt anlegen lassen
- Patienten überwachen: die ersten 10 Minuten nicht alleine lassen, Vitalzeichen kontrollieren, Haut auf Veränderungen hin beobachten, Tropfgeschwindigkeit beachten, Punktionsstelle kontrollieren.

Nachsorge
- Transfusion abhängen, Beutel mit Besteck 24 Stunden aufbewahren
- Evtl. NaCl 0,9% anhängen, um Braunüle® zu spülen
- Namen des Präparates, Nummer der Konserve, Vitalzeichen und Zwischenfälle dokumentieren.

Komplikationen und Sofortmaßnahmen
- Unverträglichkeit/Hämolyse: Kopf-, Gelenk- und Gliederschmerzen, Unruhe, Angst, Atemnot, Übelkeit, Erbrechen, Schockzeichen
- Allergie: Hautrötung, Juckreiz, Temperaturanstieg, Blutdruckabfall
- Septische Reaktion: tritt bei kontaminierter Konserve auf, Schüttelfrost, Fieber.

Maßnahmen bei einem Transfusionszwischenfall
- Transfusion unterbrechen
- Venösen Zugang belassen/offen halten
- Arzt informieren
- Ggf. Schockbehandlung oder symptomatische Hilfe
- Restkonserve + 10 ml Empfängerblut + ggf. EDTA-Blut in Blutbank geben
- Dokumentation.

1.4 Dekubitusprophylaxe

Ein Dekubitus ist ein Druckgeschwür der Haut als Folge eines andauernden Druckes auf eine Körperstelle, der zu einer Minderdurchblutung des Gewebes und somit zu einer Unterversorgung mit Sauerstoff führt.
Ziele der Dekubitusprophylaxe: Druckentlastung und intakte Haut.

Gefährdete Körperstellen
- Ohrmuschel
- Wirbelvorsprünge, Kreuzbein
- Ellenbogen, Schulterblätter
- Trochanter, Knie, Knöchel, Ferse.

Risikofaktoren
- Immobilität, eingeschränkte Motorik, Lähmung, M. Parkinson, Apoplex, Multiple Sklerose, Schock, Koma, Schiene, Gips, Extension
- Durchblutungsstörungen wie arterielle Verschlusskrankheit, Herzinsuffizienz, venöse Stauungen
- Stoffwechselstörungen wie Diabetes mellitus
- Kachexie, Adipositas, Fieber, Inkontinenz
- Antikoagulantien, Zytostatika, Analgetika
- Sensibilitätsstörungen durch Verbrennungen 3. Grades, Narkotika, neurologische Ausfälle
- Reduzierter AZ/EZ.

Maßnahmen der Prophylaxe
- Dekubitusrisiko mit Hilfe der Nortonskala einschätzen
- Mobilisation, Bewegungsübungen, Massage
- Druckentlastung durch Weichlagerung mit Hilfe von z.B. Antidekubitusmatratze, Gelkissen, Würfelmatratze
- Lagewechsel: mind. alle 2 Stunden umlagern, Lagerungsplan und Hilfsmittel verwenden

- Gefährdete Hautbezirke regelmäßig inspizieren, sorgfältige Haut- und Intimpflege, dabei Haut gut abtrocknen
- Ernährung: eiweiß- und vitaminreich, ausreichend Flüssigkeit
- Sorgsamer Umgang mit Drainagen und Schienen, um Druckstellen zu vermeiden.

Gradeinteilung des Dekubitus
- Grad 1: Umschriebene Rötung bei intakter Haut
- Grad 2: Hautabschürfungen, Blasenbildung, Defekt der Epidermis ohne Beteiligung der Subkutis
- Grad 3: Nekrose; Defekt reicht über die Epidermis hinaus; Knochen sind nicht beteiligt
- Grad 4: Ulkus, evtl. sind Muskulatur und Knochen betroffen.

Behandlung bei bestehendem Dekubitus
- Vollkommene Druckentlastung durch regelmäßigen Lagewechsel und Verwendung entsprechender Lagerungshilfsmittel
- AZ verbessern: Infektionen bekämpfen, Ernährung anpassen
- Nekrosen abtragen und Beläge lösen
- Hydrokolloidverband zur feuchten Wundbehandlung verwenden.

1.5 Thrombo-Embolie-Prophylaxe

Eine Thrombose ist die Bildung eines Blutgerinnsels (= Thrombus) im Kreislaufsystem, eine Embolie ein plötzlicher Verschluss eines Blutgefäßes, z.B. durch einen Thrombus.

Ursachen einer Thrombose: VIRCHOW-Trias
- Strömungsverlangsamung
- Gefäßwandschäden
- Erhöhte Gerinnungsneigung.

Risikofaktoren
- Immobilität, Paresen
- Perioperative Bettlägerigkeit
- Gerinnungstörungen
- Erhöhter Hämatokrit
- Varizen, Gefäßerkrankungen, insbesondere Entzündungen
- Herzinsuffizienz
- Infektionskrankheiten
- Alter, Übergewicht
- Ovulationshemmer in Verbindung mit Rauchen
- Schwangerschaft, Wochenbett.

Maßnahmen der Prophylaxe

- Beine mit leicht gebeugtem Knie hoch lagern
- Frühmobilisation nach Operationen
- Muskelpumpe durch Gymnastik oder »Fahrradfahren« im Bett anregen; Sohlendruck erzeugen
- Beine herzwärts ausstreichen
- Beinvenen elastisch komprimieren: Kurzzugbinden, Antithrombosestrümpfe
- Antikoagulationsbehandlung laut Arztanordnung: Low-dose-Heparinisierung
- Flüssigkeit zuführen
- Gewicht reduzieren.

Symptome einer Venenthrombose

- Schwere, Spannungsgefühl, Unwohlsein
- Belastungsabhängiger Fußsohlenschmerz, ziehender Schmerz entlang der Venen
- Differenz der Beinumfänge, Glanzhaut
- Rötung, lokale Überwärmung
- Subfebrile Temperatur, Tachykardie.

Pflegemaßnahmen

- Bettruhe nach Arztanordnung (ca. 6–8 Tage)
- Abrupte Bewegungen vermeiden
- Betroffene Extremität auf einer Schiene hoch lagern; beide Beine elastisch wickeln
- Heparinisierung nach Arztanordnung, dabei regelmäßig Gerinnung kontrollieren
- Auf Nikotin verzichten, Ovulationshemmer absetzen
- Obstipationsprophylaxe, um Bauchpresse zu vermeiden
- Dekubitusprophylaxe.

Komplikationen

- Lungenembolie
- Bildung von sekundären Varizen
- Ödemneigung
- Hautstörungen, z.B. Ulcus cruris.

1.6 Pneumonieprophylaxe

Die Pneumonie ist eine Entzündung des Lungengewebes (☞ 2.7).

Ursachen für eine Pneumonie

- Mangelnde Belüftung der Lunge
  - Schonatmung, z.B. postoperativ
  - Flache Atmung bei Bettruhe
  - Bestehende Lungen- oder Herzerkrankungen
- Mangelndes oder fehlendes Abhusten

- Geschwächter oder bewusstloser Patient
- Schmerzen, z.B. nach Thorax-/Abdomen-OP
- Austrocknung der Atemwege
  - Zu trockene Raumluft
  - O_2-Therapie
  - Tracheostoma
  - Apparative Beatmung
- Aspiration von Nahrung, Schleim oder Erbrochenem
  - Postoperativ
  - Bewusstlosigkeit
  - Schluckstörung, z.B. bei Apoplex
- Mangelnde Mundpflege
  - Mundpflege mit stark desinfizierenden Mitteln, die die natürliche Mundflora zerstören
  - Abwehrschwäche durch AIDS, Zytostase, Leukämie
  - Infektionen im Nasen-Rachen-Raum
  - EZ ↓
- Manipulation der Atemwege
  - Intubation
  - Tracheostoma
  - Absaugen.

Maßnahmen der Prophylaxe
Schmerzbekämpfung bei Schonatmung
Atemübungen
- Stündlich 15-20 mal tief aus- und einatmen
- Luftballon aufblasen, Triflo® benutzen
- Totraum mit Atemübungsgerät vergrößern, z.B. SMI-Trainer
- Lippenbremse bei Asthmatikern
- Atemstimulierende Einreibung (ASE)
- Zum Abhusten anhalten, Schleimlösung durch Vibrax® unterstützen
  - Kontraindikation: Herzinfarkt, Embolie, Herzkranke, Kopf- und Wirbelsäulenverletzte.

Lagerung
- An erster Stelle steht stets die Mobilisation
- Regelmäßiger Lagewechsel
- Oberkörperhochlagerung
- T-Lage, A-Lage, V-Lage
- Drehdehnlage, Halbmondlagerung
- Quincke-Hängelage
- Spezielle Lagerungen nach Lungen-OP.

Sekretolyse
- Thoraxbereich mit durchblutungsfördernden, sekretlösenden Salben einreiben

- Atemluft anfeuchten: Vernebelung, Inhalation
- Ausreichend Flüssigkeit zuführen
- Ggf. Absaugen.

Pflegeprobleme und -maßnahmen bei Patienten mit Pneumonie

- Solange das Fieber hoch ist: Bettruhe einhalten, ggf. Dekubitusprophylaxe, Körperpflege, Mundpflege durchführen
- Fiebersenkende Maßnahmen (☞ 1.8)
- Inhalation, Atemgymnastik, ASE, physikalische Therapie, Krankengymnastik, Mobilisation
- Ausreichend Flüssigkeit zuführen, Wunschkost anbieten
- Atemerleichternde Lagerung, Sauerstoff bei Dyspnoe oder Zyanose (nach Arztanordnung), evtl. Absaugen.

Medikamente
- Antibiose nach Antibiogramm bei bakterieller Pneumonie
- Antimykotika bei Pilzpneumonie
- Sekretolytika
- Antitussiva
- Antipyretika.

1.7 Pflege eines Patienten mit Atemnot

Die Atemnot ist eine meist subjektiv empfundene erschwerte Atmung.

Ursachen der Atemnot
- Erhöhter Atemwegswiderstand
  - Asthma bronchiale, Bronchitis
  - Fremdkörperaspiration
  - Struma
- Verminderte Gasaustauschfläche und Lungendehnbarkeit
  - Pneumonie
  - Lungenfibrose
  - Atelektasen
  - Pneumothorax
  - Lungenteilresektion
- Eingeschränkte Alveolendurchblutung
  - Lungenembolie, Lungeninfarkt
- Psychogen: Hyperventilationssyndrom
- O_2-Transport gestört
  - Anämie
  - CO-Intoxikation
- Atemzentrum gestört
  - Apoplex
  - Hirntumor
  - Enzephalitis

1 Pflege

- Sonstige
  - Adipositas, Aszites
  - Rechts- und Linksherzinsuffizienz, Herzinfarkt
  - Perikarditis, Perikard-Erguss
  - Angeborene Herzerkrankungen mit Rechts-Links-Shunt.

Symptome
- Tachypnoe, Dyspnoe, Orthopnoe, evtl. inspiratorischer oder exspiratorischer Stridor
- Aufrechtes Sitzen mit steifem Schultergürtel
- Angst, Unruhe, Schweißausbruch
- Weit geöffneter Mund, aufgerissene Augen
- Blässe, Zyanose, Tachykardie.

Pflegemaßnahmen
- Beengende Kleidung entfernen
- Patienten beruhigen, nicht alleine lassen
- Arzt informieren
- Fenster öffnen, Sauerstoffgabe (nach Arztanordnung), dabei Vorsicht bei chronisch obstruktiven Lungenerkrankungen!
- Vitalzeichen kontrollieren
- Ggf. Allergene entfernen
- Ggf. angeordnete Aerosole verabreichen.

Lagerung
- Oberkörper hoch lagern, Arme abstützen lassen
- Kutschersitz: breitbeinig sitzend, Oberkörper leicht nach vorne gebeugt und auf Ellenbogen gestützt
- Evtl. V-Lage, T-Lage, Dreh-Dehnlage, Halbmondlage.

Sauerstoffverabreichung
- Nasen- und Sondenpflege
- Nach 12 Stunden Nasenloch wechseln, um Ulzerationen zu vermeiden
- Einatemluft anfeuchten
- Dosierung und Zeitintervalle exakt beachten
- Sonde auf Lage und Durchlässigkeit überprüfen.

1.8 Pflege eines Patienten mit Fieber

Fieber ist eine Erhöhung der Körpertemperatur über 38°C.

Fieberursachen
- Infektiöses Fieber: Gifte, Stoffwechselprodukte von Bakterien
- Resorptionsfieber: abakteriell, z.B. durch Resorption von Blutergüssen oder Wundsekreten

- Allergisches Fieber: Transfusionsreaktion, Arzneimittelreaktion
- Systemerkrankungen: Tumore, Kollagenosen, Infektionskrankheiten
- Zentrales Fieber: Störung oder Ausfall des Wärmeregulationszentrums, z.B. bei Schädel-Hirn-Trauma
- Hitzschlag.

Fieberverläufe

Kontinuierliches Fieber
- Tagesschwankungen ~ 1 °C
- Temperatur gleichbleibend hoch
- Bei Pneumonie, Scharlach.

Remittierendes Fieber
- Tagesschwankungen, Temperatur geht nicht auf Normwerte zurück
- Bei Pyelonephritis, Tuberkulose.

Intermittierendes Fieber
- Tagesschwankungen > 1 °C
- Zeitweise aussetzend, fieberfreie Intervalle
- Bei Sepsis.

Rekurrierendes Fieber
- »Wechselfieber«: Wechsel zwischen Fieberanfällen und fieberfreien Tagen
- Typisch für Malaria.

Undulierendes Fieber
- Wellenförmig: Anstieg langsam, einige Tage hohes Fieber, langsamer Fieberabfall, einige fieberfreie Tage, wiederum langsamer Fieberanstieg
- Bei Morbus HODGKIN.

Fieber vom Dromedartyp
- Zweigipflige Fieberkurve
- Bei Masern, Hepatitis.

Pflegeprobleme und -maßnahmen bei einem Patienten mit Fieber
- Je nach Fieberursache und -dauer: Dekubitus-, Thrombose-, Soor-, Parotitis-, Pneumonie-, Obstipationsprophylaxe
- Flüssigkeit bilanzieren, auf Austrocknungszeichen achten
- Vitalfunktionen kontrollieren: Atmung, Herz-Kreislauf-Tätigkeit, Bewusstsein, Temperatur
- Fiebersenkende Maßnahmen: Wadenwickel, Tees, kühle Waschungen, Medikamente laut Arztanordnung.

1 Pflege

Stadien des Schüttelfrostes
Temperaturanstieg
- Symptome: Frösteln, Muskelzittern, Zähneklappern, Schütteln
- Durch Decken, Wärmflaschen und heißen Tee Wärme zuführen
- Arzt benachrichtigen; evtl. Blut für Blutkultur entnehmen.

Fieberhöhe
- Symptome: Patient friert nicht mehr, Unruhe, Angst, Hitzegefühl, Durst
- Wärmequellen entfernen
- Temperatur messen
- Durch Zuwendung dem Patienten beistehen
- Kühle Abwaschung, kühle Getränke.

Entfieberung
- Symptome: starker Schweißausbruch, Temperatur ↓
- Wegen Kollapsgefahr Vitalzeichen kontrollieren
- Angepasste Körperpflege, häufiger Wäschewechsel
- Ausreichend Flüssigkeit zuführen.

Erschöpfungsschlaf
- Körper erholt sich, daher für Ruhe sorgen
- Dokumentation.

1.9 Pflege eines Patienten mit Herzinfarkt

Unter einem Herzinfarkt versteht man die Nekrose eines umschriebenen Herzmuskelbezirkes infolge unzureichender Sauerstoffversorgung über die Koronararterien. In der Regel handelt es sich um einen akuten Verschluss eines sklerotisch veränderten Koronararterienastes (☞ 2.4).

Pflege und Überwachung in der Frühphase
Erstmaßnahmen
- Ärztliche Maßnahmen
  - Schmerzanamnese
  - EKG: direkt bei Aufnahme, in 6-stündlichem Abstand wiederholen
  - Enzyme kontrollieren: CK und CKMB, da sie einen Hinweis auf die Größe des Infarktes geben; nachweisbar nach 2–4 h; außerdem LDH, GOT
  - Sedierung; Schmerzbekämpfung mit Morphium
  - 2 l O_2 / Min. verabreichen
  - ZVK legen

- Ggf. Lysetherapie zur raschen Wiederherstellung des Blutflusses, wenn der Infarkt nicht älter als 6 Stunden ist
- Heparinisierung, später Marcumarisierung
- Patienten beruhigen, ins Bett bringen, beengende Kleidung entfernen, Oberkörper hoch lagern (30°), Patienten nicht alleine lassen
- Vitalzeichen kontrollieren; rasch auf Intensivstation verlegen zum Monitoring, um Erstmaßnahmen fortzuführen und eine erweiterte medikamentöse Therapie zu betreiben.

Pflegemaßnahmen
- Vitalzeichen, Diurese, Bewusstsein, ZVD, Schmerzen etc. kontrollieren
- Körperpflege übernehmen bzw. unterstützen, alle Prophylaxen konsequent durchführen
- Bettruhe während der ersten 3 Tage bzw. nach Arztanordnung, evtl. Blasenkatheter zur Bilanzierung legen
- Diät: anfangs flüssig, langsam durch Schonkost ersetzen, ggf. salzarm, cholesterinarm oder Reduktionskost
- Bauchpresse wegen Thrombo-Embolie-Gefahr vermeiden, Obstipationsprophylaxe durchführen
- Anfangs: O_2-Gabe, später Atemgymnastik, dabei Patienten wegen Thrombo-Embolie-Gefahr nicht abklatschen
- Patienten psychisch entlasten, z.B. durch eingeschränkte Besuche
- Jede Anstrengung des Patienten vermeiden, z.B. zu zweit betten
- Mobilisation nach Arztanordnung und Zustand des Patienten.

Verhaltensregeln für das Leben nach dem Herzinfarkt
- Sekundäre Prävention: einem Re-Infarkt soll vorgebeugt werden!
- Aufklärung des Patienten und seiner Familie über Risikofaktoren wie Nikotin, Stress, Bewegungsmangel und falsche Ernährung
- Notwendige, weiterführende Präventionsbehandlung bei Hypertonie, Diabetes mellitus, Fettstoffwechselstörungen erklären
- Über Krankheitsbild, Prognose und Förderung der Selbstverantwortung informieren
- Körpertraining: Therapie- und Gymnastikgruppe oder Herz-Kreislauf-Reha-Zentrum; berufliche Tätigkeit kann je nach Trainingszustand 8–12 Wochen nach dem Infarkt wieder aufgenommen werden
- Ernährung: zucker- und cholesterinarm, ballaststoffreich; bei Übergewicht: Reduktionsdiät, bis Normalgewicht erreicht ist

- Psychohygiene: Stress und Überbelastung vermeiden, Selbsthilfegruppen, Entspannungsübungen.

1.10 Pflege eines Patienten mit Apoplex

Ein Apoplex ist eine akute Durchblutungsstörung bestimmter Gehirnareale, die durch eine Mangeldurchblutung (= Ischämie) oder Blutung hervorgerufen wird.

- Unblutiger Apoplex: Thrombose oder Embolie → Verschluss eines meist arteriosklerotisch vorgeschädigten Hirngefäßes → Minderdurchblutung
- Blutiger Apoplex: Arteriosklerose oder Ruptur eines Blutgefäßes → Hirnblutung
- Parese: unvollständige Lähmung; Plegie: vollständige Lähmung.

Symptome

- Hemiplegie oder Hemiparese (kontralateral), stereotypes Haltungs- und Bewegungsbild
- Immobilität und Gleichgewichtsstörungen, Verlust der Oberflächen- und Tiefensensibilität
- Zerebrale Fazialislähmung, Bewusstseinsstörungen
- Aphasie, Apraxie, Gesichtsfeldstörungen
- Evtl. Stuhl- und Harninkontinenz.

Pflegeprobleme

- Spastik bzw. Kontraktur der gelähmten Extremität(en), schlaffe Lähmung
- Thrombosegefahr
- Dekubitusgefahr durch verminderte Hautdurchblutung, Sensibilitätsstörung und Inkontinenz
- Pneumoniegefahr durch mangelnde Belüftung der Lunge aufgrund von Bettlägerigkeit und mangelndem Abhusten
- Konzentrations- und Gedächtnisschwäche, fehlende Krankheitseinsicht
- Dysphagie, Stomatitis, Obstipation
- Aspirationsgefahr
- Sturzgefahr
- Soor- und Parotitisgefahr
- Stuhl- und Harninkontinenz
- Schwierigkeiten bei der Kommunikation.

Pflegemaßnahmen/Grundlagen des BOBATH-Konzeptes

Grundlegendes Ziel: motivierende und aktivierende Hilfe zur Selbsthilfe.

1.10 Pflege eines Patienten mit Apoplex

Ziele nach BOBATH
- Die hemiplegische Seite soll in Kooperation mit der gesunden Seite gefördert werden
- Auf physiologische Bewegungsabläufe wird hingearbeitet, die Selbstständigkeit und Sicherheit im Alltag werden erhöht
- Spastizität und abnorme Haltungs- und Bewegungsmuster sollen gehemmt werden
- Die Sensibilität wird stimuliert und die Körpersymmetrie sowie ein Gefühl der Körpermitte werden gefördert
- Schmerzen und Kontrakturen sollen vermieden werden.

Raumgestaltung
- Hemiplegische Körperhälfte des Patienten zur Raummitte hin platzieren
- Nachtschrank und Besucherstuhl auf die hemiplegische Seite des Patienten stellen.

Lagerung
- Regelmäßiger Lagerungswechsel zur Dekubitusprophylaxe
- Die nach BOBATH günstigste Lagerung ist die Seitenlagerung auf der hemiplegischen Seite, um die Wahrnehmung in Bezug auf den Raum und die Beziehung zum eigenen Körper zu stimulieren und die Spastizität zu hemmen
- Bett flach stellen
- Arm und Finger gestreckt lagern, Schultern vorziehen, Bein im Kniegelenk leicht anwinkeln und in der Hüfte strecken
- Patienten möglichst oft zum Sitzen im Stuhl, zur Mobilisation und zu Bewegungsübungen animieren
- Hemiplegischen Arm an der Schulter unterstützen, um schmerzhafter Schulter vorzubeugen
- Vor Bewegungen bzw. Mobilisation Hände falten (hemiplegischer Daumen oben) und Arme strecken lassen
- Faktoren vermeiden, die eine Spastizität auslösen können: Überforderung, Schmerzen, Angst, zu stark eingesetzte gesunde Seite, erhöhter Sohlendruck durch Spitzfußprophylaxe.

Körperpflege
- Pflegeperson steht auf hemiplegischer Seite
- Patient zur Mithilfe animieren, Eigenaktivität in Teilschritten fördern
- Rauen Waschlappen und festes Handtuch zur Vermittlung eines Körpergefühls benutzen, dabei mit Druck waschen, um die Wahrnehmung der Körperformen und ein Nachvollziehen des Waschvorgangs zu ermöglichen
- Waschrichtung: von gesunder zu kranker Seite mit Betonung der längsverlaufenden Mittellinie.

Ernährung

- Problem: Lähmung von Hals, Gesicht und Zunge → Schluckstörungen, gestörte Nahrungsaufnahme
- Zu Beginn evtl. Ernährungssonde; Übergang zu oraler Nahrung durch Schlucktraining, das zum Ess- und Trinktraining führt
- Orale Stimulation bei der Mundpflege: Mund durch Bestreichen der Lippen mit dem Finger öffnen, positive Geschmacksrichtungen in den Mund einbringen, Speichelfluss und Zungenbewegungen fördern
- Geeignete Speisen wählen, die der Patient mag und schlucken kann, zu Beginn ist eine breiige Konsistenz günstig.

Ausscheidungen Rasch beginnendes und konsequent durchgeführtes Blasen- und Darmtraining.

Kommunizieren

- Ruhig und deutlich, in einfachen und kurzen Sätzen sprechen, dabei keine Kindersprache oder Telegrammstil verwenden; kurze Fragen stellen, die der Patient mit »Ja« oder »Nein« beantworten kann, ggf. Wortkarten oder Schreibtafel einsetzen, Zeichen vereinbaren, Patienten Zeit lassen
- Nicht »stumm« pflegen, nicht belächeln, wenn der Patient etwas Falsches sagt; besser: ihm helfen, wenn er etwas benennen möchte
- Logopäden hinzuziehen
- Wichtig: Reha-Team einsetzen, das heißt die Vernetzung der einzelnen Mitarbeiter wie Arzt, KG, Sozialarbeiter.

1.11 Pflege eines Patienten mit Diabetes mellitus

Diabetes mellitus ist eine auf Insulinmangel basierende Stoffwechselkrankheit, die durch Hyperglykämie (Blutzucker > 120 mg/dl) und Glukosurie (Blutzucker > 180 mg/dl → Glukose wird über die Nieren ausgeschieden) gekennzeichnet ist (☞ 2.1).

- Typ I: juveniler Diabetes mit absolutem Insulinmangel; B-Zellen des Pankreas sind hierbei vermindert
- Typ II: Altersdiabetes mit relativem Insulinmangel
  - Typ IIa: ohne Adipositas
  - Typ IIb: mit Adipositas.

1.11 Pflege eines Patienten mit Diabetes mellitus

Ernährung eines Diabetikers
Berechnung der Nahrungsbestandteile
- Berechnung der Kalorien zur angemessenen Energieversorgung, der Broteinheiten (BE) zur Blutzuckereinstellung

---

1 BE = 12 g Kohlenhydrate
1 g Kohlenhydrate ~ 4 kcal.
1 g Eiweiß ~ 4 kcal.
1 g Fett ~ 9 kcal.
1 g Alkohol ~ 7 kcal.

- Energiebedarf in Abhängigkeit von Gewicht, Größe, Alter und körperlicher Tätigkeit einschätzen; Energiebedarf des normal großen, arbeitenden Patienten: 1800–2500 kcal. bzw. 16–21 BE/Tag
- Nährstofftabellen und BE-Austauschtabellen als Grundlage der Berechnung benutzen
- Patient lernt, Mengen in Gramm, Broteinheiten und Kalorien zu schätzen und sollte anfangs zur Kontrolle die Nahrungsmittel wiegen.

Zusammensetzung der Nahrung
- Sollzusammensetzung der Nahrung: 55% Kohlenhydrate + 30% Fette + 15% Eiweiß
- Tagesration in kleine Portionen mit Haupt- und Zwischenmahlzeiten aufteilen
- Keine großen Mengen schnell resorbierbarer Kohlenhydrate, z.B. Einfach- und Doppelzucker, verzehren
- Fettarme und ballaststoffreiche Kost, um die Blutfette zu senken und den Stuhlgang zu regulieren; bei gleichzeitiger Fettstoffwechselstörung Fett mit mehrfach ungesättigten Fettsäuren bevorzugen
- Alkohol meiden, Süßstoffe verwenden, sich abwechslungsreich ernähren.

Insulin-Therapie
Insulin wird in den B-Zellen des Pankreas synthetisiert und in Abhängigkeit vom Blutzuckerspiegel ins Blut abgegeben; es ändert die Durchlässigkeit (= Permeabilität) der Zellmembran und ermöglicht Glukose und freien Fettsäuren den Eintritt in die Zelle.

Arten
- Altinsulin (= Normal-Insulin): rascher Wirkungseintritt, kurze Wirkdauer
- Langzeit-Insulin (= Verzögerungsinsulin): langsamer Wirkungseintritt, lange Wirkdauer

- Mischinsulin: Mischung aus Normal- und Verzögerungsinsulin.

!
- 1 I.E. Altinsulin senkt den BZ um ~ 30 mg/dl
- 1 BE hebt den BZ um ~ 50-80 mg/dl

Injektion
- Subkutan; Spezialspritze mit I.E.-Skala verwenden, Verfallsdatum und Anbruchdatum des Insulins beachten
- Insulin im Kühlschrank lagern, Mischinsuline vor Gebrauch durch rollen in der flachen Hand mischen
- Patient muss nach der Injektion essen, hierbei Spritz-Ess-Abstand beachten → Altinsulin: Nahrungsaufnahme nach 15 Min.; alle anderen Insuline: Nahrungsaufnahme nach 30 Min.
- Möglichst Pen benutzen, da er durch das Wegfallen des Insulin-Aufziehens später einfacher für den Patienten zu handhaben ist, dabei Patienten und Angehörige anleiten
- Einstichstellen systematisch wechseln
- Dokumentation.

Therapiemöglichkeiten
- Konventionelle Therapie: Mischinsulin vor dem Frühstück (2/3 der Gesamtdosis) und vor dem Abendessen (1/3 der Gesamtdosis)
  – Vorteil: nur 2 Injektionen/Tag
  – Nachteil: Patient muss essen
- Intensivierte konventionelle Therapie (ICT): Basis-Bolus-Prinzip, d.h. Langzeitinsulin abends (1/2 des Tagesbedarfs = Basalrate) und Altinsulin vor den Mahlzeiten (Bolus, Menge durch BZ-Wert und BE der Mahlzeit bestimmt)
  – Vorteil: gute Stoffwechsellage, Flexibilität des Patienten
  – Nachteil: BZ-Messung, häufiges Spritzen, nicht alle Patienten sind dazu in der Lage
- Insulinpumpe: Basis-Bolus-Prinzip, ähnlich ICT, nur dass eine Pumpe über einen s.c. Katheter eine Basalrate ständig abgibt; Patient bestimmt Bolus und stellt die Pumpe entsprechend ein
  – Vorteil: keine Injektionen, gute Stoffwechsellage, Flexibilität des Patienten
  – Nachteil: ständiges Tragen der Pumpe, Katheter.

Pflege und Überwachung eines Diabetikers
- Patienten durch Anleitung zur Injektion und Blutzuckermessung zur Selbstständigkeit verhelfen
- Auf Nahrungsaufnahme achten, Zwischenmahlzeiten nicht abräumen

- Regelmäßig BZ messen, Gewicht kontrollieren, Haut, Zähne, Mundschleimhaut und Füße inspizieren
- Bei der Körperpflege sorgfältig nachtrocknen sowie Druckstellen und feuchte Kammern vermeiden
- Kleine Verletzungen können mit erheblichen Wundheilungsstörungen einhergehen, z.B. diabetisches Gangrän
- Auf Symptome von Hypoglykämien bzw. Hyperglykämien achten.

Grundlagen der Diabetiker-Schulung
- Eine chronische Erkrankung erfordert eine lebenslange Verhaltensänderung und Medikamenteneinnahme
- Selbstständiges Handeln dient als Grundlage für die Therapieerfolge, z.B. Spritzen lernen, Diät einhalten, BZ kontrollieren, sorgfältige Körperpflege
- Ziele sind individuell festzulegen: gute Stoffwechsellage, keine Entgleisungen, Symptomfreiheit und Wohlbefinden mit möglichst geringen Einschränkungen
- Patienten informieren über Ursache, Symptome, Verlauf, Ernährung, Komplikationen, Entgleisung, Insulin und Lagerung, Technik und Dosis der Injektion, Verhalten bei anderer Erkrankung, mögliche Folgeschäden und deren Vermeidung, Auswirkungen von körperlicher Aktivität auf den BZ und das Verhalten bei geplanter Anstrengung
- Stoffwechsel-Selbstkontrolle durch Urin-Stix, Blutzuckermessung und Diabetiker-Tagebuch
- Patienten auf Selbsthilfegruppen hinweisen.

1.12 Pflege eines Patienten mit Anus praeter

Ein Anus praeter ist ein künstlich angelegter Darmausgang (☞ 3.23).

Indikationen für die Anlage eines Anus praeter
- Darm bei Entzündungen wie Morbus Crohn oder Colitis ulcerosa ruhig stellen
- Gefährdete Anastomose nach Resektion schützen
- Stuhl bei fortgeschrittenen Tumoren ableiten
- Stuhlableitung, wenn Sphinkter nicht erhalten werden konnte
- Angeborene Fehlentwicklung des Darmes
- Ileus
- Perforation des Darmes.

Beutelsysteme
- Einteiliges Beutelsystem: Basisplatte zum Hautschutz und Beutel sind fest miteinander verbunden
- Zweiteiliges Beutelsystem: Basisplatte mit Rastring und Beutel zum Aufdrücken oder Basisplatte ohne Rastring mit Beutel zum Aufkleben; täglicher Beutelwechsel möglich; Basisplatte nach Bedarf 1–2 mal wöchentlich wechseln
- Geschlossene Beutel: mit oder ohne Hautschutz und Aktivkohlefilter, müssen gewechselt werden, sobald sie voll sind
- Ausstreifbeutel: offener Klebebeutel mit oder ohne Hautschutz und Klammerverschluss; häufiges Entleeren ohne Beutelwechsel möglich.

Wechsel der Stomaplatte und des Beutels
- Wissensstand des Patienten erfragen, ihn entsprechend anleiten
- Patienten soweit wie möglich in den Ablauf einbeziehen
- Intimsphäre beachten
- Handschuhe anziehen, Beutel und Platte vorsichtig abziehen und entsorgen
- Stuhlreste mit Kleenex® entfernen; Haut mit Wasser und Seife waschen, von außen zum Stoma hin; Bereich direkt um das Stoma herum ggf. mit Wattestäbchen säubern, gut abtrocknen
- Stoma inspizieren: Form, Größe, Aussehen, Ödem, Durchblutung, Hautbeschaffenheit, Durchgängigkeit, Ausscheidung
- Platte je nach Größe und Form des Stomas zuschneiden
- Platte und Haut trocken föhnen; wenn nötig Stoma-Paste verwenden, um Unebenheiten der Haut auszugleichen; Paste mit feuchtem Handschuh oder feuchtem Watteträger modellieren
- Beutel von unten nach oben auf die trockene Haut kleben; Platte fest andrücken und auf Dichtheit überprüfen
- Material entsorgen, Zimmer lüften, Dokumentation.

Pflegeprobleme
- Zu dünnflüssiger Stuhl, zu häufige Stuhlentleerung
- Geruchsbelästigung
- Pilzinfektionen
- Prolaps, Hernie
- Hautirritationen durch Stuhl oder Versorgungsmaterialien
- Wundheilungsstörungen
- Stomaretraktion.

Pflegemaßnahmen
- Durchblutung der Darmschleimhaut und Menge, Farbe, Konsistenz und Beimengungen der Ausscheidung beobachten, Blähungen lindern

- Platte soll zum Hautschutz mit dem Stoma abschließen
- Patienten zur Selbstständigkeit anleiten, ihn psychisch betreuen und auf Selbsthilfegruppen hinweisen
- Ernährung: Obstsäfte, Hülsenfrüchte und Zwiebeln meiden.

1.13 Pflege eines Patienten mit malignem Tumor

Richten der Zytostatika/Schutzmaßnahmen

- Der Umgang mit Zytostatika ist Schwangeren und Jugendlichen gesetzlich untersagt
- Schutzkleidung wie flüssigkeitsdichte Einmalhandschuhe, Kittel, Brille und Atemschutz tragen; Zytostatika in Berner Box, wenn möglich zentral in der Apotheke zubereiten
- Wasserundurchlässige, saugfähige Arbeitsunterlage verwenden
- System mit NaCl füllen, damit beim Entfernen der Schutzkappe keine Zytostase verspritzt; bei Stechampullen Druckentlastungseinrichtung mit Filter verwenden
- Material in dicht schließenden Abfallbehälter entsorgen; kontaminierte Flächen sorgfältig mit Wasser reinigen
- Bei Hautkontakt → Spülung mit Wasser, bei Kontamination der Augen → Spülung mit physiologischer NaCl-Lösung
- Bei Paravasat (= Infusion läuft paravenös): Infusion stoppen, Arzt verständigen, Arm hoch lagern, evtl. punktieren, evtl. lokale Kühlung
- Ausscheidungen von Patienten, insbesondere Urin, aber auch Erbrochenes, sind als mutagen anzusehen: Kontakt vermeiden!

Pflegeprobleme und -maßnahmen bei Zytostatika-Therapie

Erhöhte Infektanfälligkeit durch Verminderung der Granulozyten
- Umkehrisolation: keimarme Umgebung schützt vor körpereigenen und Umgebungskeimen
- Sterilbett-Einheit: Ziel ist eine aseptische Umgebung
- Laminar-flow-Prinzip: höherer Druck im Patientenzimmer verhindert ein Eindringen von Keimen in das Zimmer mit dem Luftstrom
- Ernährung mit möglichst keimarmer Kost.

Blutungsneigung durch Thrombozytopenie, Gerinnungsstörungen, gestörte Thrombozytenfunktion
- Verletzungen vermeiden; keine i.m., evtl. keine s.c.-Injektionen

- Atraumatische Mundpflege, weiche Nahrungsmittel
- Obstipation vermeiden.

Schleimhautentzündungen wie Stomatitis und Soor durch Leukopenie
- Schleimhäute regelmäßig inspizieren
- Intensive Zahn- und Mundpflege mit weicher Zahnbürste nach jeder Mahlzeit
- Kein Alkohol, kein Nikotin
- Bei Entzündungserscheinungen bakterien- oder pilzabtötende Mundspülungen verwenden
- Säurearme, nährstoff- und vitaminreiche Kost.

Übelkeit, Erbrechen
- Antiemetika-Programm
- Nebenwirkungen protokollieren
- Orale Zytostatika nur bei vollem Magen einnehmen
- Abwechslungsreiche Kost
- Gewicht kontrollieren, Flüssigkeit bilanzieren.

Haarausfall
- Vorher Perücke anfertigen lassen
- Evtl. vorbeugen mit Kopfhaut-Unterkühlung.

Schmerztherapie Medikamente nach Arztanordnung verabreichen.

Ernährung
- Durch das Tumorwachstum haben die Patienten einen stark erhöhten Energiebedarf; daher Gewicht kontrollieren und Bilanzierung beachten
- Schmerzen und Therapie verursachen häufig Appetitlosigkeit und Übelkeit mit Erbrechen
- Wunschkost anbieten; evtl. Patienten über Sonde oder parenteral ernähren
- Psychosoziale Betreuung.

Pflegeprobleme und -maßnahmen bei der Strahlentherapie
Kurativ = Tumorheilung;
palliativ = Linderung der Beschwerden.

Radiodermatitis
- Symptome: Hautrötung, Schuppung, Ödeme, Pigmentverschiebung, Ulzera, Narben
- Mechanische, thermische und chemische Reize wie Waschen, Bürsten, Sonne und Kosmetika vermeiden
- Wäsche aus Naturfasern, z.B. Baumwolle, verwenden
- Haut nur pudern, da Puder kühlend und feuchtigkeitsbindend wirkt.

Haarausfall, Schädigungen der Mundschleimhaut
☞ Pflegeprobleme bei Zytostatika-Therapie

Strahlenpneumonie, später: Lungenfibrose
- Prophylaxe ist hier nicht möglich
- Kein Nikotin
- Geringe Strahlenbelastung der Lunge anstreben.

Schädigung der Ösophagusschleimhaut, Dysphagie
- Alkohol und scharfe Gewürze meiden
- Bepanthen®-Lutschtabletten verabreichen.

Strahlenenteritis Entzündung der Schleimhaut des Dünndarms.
- Symptome: Übelkeit, Erbrechen, Blähungen, Durchfall, Krämpfe, Blut- und Schleimabgänge
- Therapie erfolgt symptomatisch
- Leicht verdauliche, schlacken- und fettarme Kost
- Ausreichende Flüssigkeits- und Elektrolytzufuhr
- Evtl. Kohle-Kompretten®.

Strahlenproktitis Entzündung der Enddarmschleimhaut.
- Symptome: häufige, schleimige und schmerzhafte Stuhlentleerung
- Stuhlregulierende Maßnahmen durchführen, Spasmolytika und Analgetika verabreichen
- Lokalbehandlung mit Bepanthen®, glukokortikoidhaltigen und lokalanästhetischen Suppositorien
- Leicht verdauliche Kost
- Selten ist die Anlage eines Anus praeter (☞ 1.12) zur Entlastung notwendig.

1.14 Pflege eines Patienten mit AIDS

AIDS ist eine Immunschwächekrankheit, die durch eine Infektion mit dem HI-Virus entsteht.
- Risikogruppen: Homosexuelle, Bi- und Heterosexuelle mit häufig wechselnden Partnern, i.v.-Drogenabhängige.

Symptome
- Anfangs grippeähnliche Symptome wie Fieber, Kopf- und Gliederschmerzen, Lymphknotenschwellung; bilden sich bald zurück
- Später anhaltende Lymphknotenschwellung
- Mund- oder Vaginalsoor, Herpes zoster
- AZ ↓

- Pneumocystis carinii Pneumonie, Kaposi-Sarkom (Hauttumor), Maligne Lymphome, HIV-Enzephalopathie.

Pflegeprobleme und -maßnahmen
- Vitalzeichen kontrollieren
- Entzündungszeichen beobachten
- Haut, Schleimhaut, Ausscheidungen kontrollieren
- Prophylaxen (Pneumonie, Dekubitus, Thrombose) sorgfältig durchführen
- Schweigepflicht beachten!
- Gespräche anbieten, auch für Angehörige.

Immunschwäche
- Bei Immunschwäche Einzelzimmer
- Verletzungen vermeiden.

Ernährung
- Wunschkost
- Eiweiß-, vitamin-, ballaststoff- und kalorienreich
- Ausreichende Flüssigkeitszufuhr.

Hygiene
- Bei Kontakt mit Körperflüssigkeiten Handschuhe tragen
- Kein Recapping!
- Allgemeine Hygienevorschriften beachten
- Bettwäsche als »infektiös« kennzeichnen.

1.15 Pflege eines tracheotomierten Patienten

Indikationen zur Anlage eines Tracheostomas
- Notfallmaßnahme bei mechanischer Atemwegsverengung durch Fremdkörper, Ödeme oder Insektenstich
- Tumore, Stenosen, angeborene Missbildungen
- Langzeitbeatmung
- Schädel-Hirn-Trauma, Intoxikation, Tetanus
- Spezielle neurochirurgische oder kardiochirurgische OP's sowie zur Beatmung während HNO- und kieferchirurgischen Eingriffen.

Pflege des Stomas
- Wunde mit Babyöl säubern
- Wundrand mit Zinkpaste abdecken; Salbe bei Entzündung auftragen
- Metalline-Schlitzkompresse zwischen Kanüle und Haut legen
- Stoma und dessen Umgebung beobachten.

1.7 Pflege eines Patienten mit Zentralem Venenkatheter

Sekretentfernung
- Mundschutz und sterile Handschuhe anlegen
- Sterilen Katheter ohne Sog bis zur Bifurkation einführen, dann 1 cm zurückziehen
- Sog herstellen und unter leichten Drehbewegungen Katheter langsam zurückziehen
- Dauer: nicht länger als 10–15 Sekunden.

Verbandwechsel und Kanülenpflege
- Alte Kompresse mit Handschuhen entfernen
- Wundränder und Luftröhrenschnitt mit Watteträger und Desinfektionsmittel reinigen
- Kanüle mit Pulver und Flaschenbürste reinigen, evtl. mit Stomaöl gleitfähig machen, dann einführen
- Frische, eingeschnittene Metalline-Kompresse um Kanüle legen, da die Metalline-Oberfläche nicht mit dem Stoma verklebt, nicht fusselt und sich nicht so leicht Keime ansiedeln können
- Kanülenbändchen befestigen
- Bei Silberkanülen Außen- und Innenkanüle 2–3 x täglich reinigen und desinfizieren, Innenkanüle bei Bedarf auch häufiger.

Kommunikationshilfsmittel
- Mimik, Gestik, Zeichen, Bilder
- Kurze, einfache Sätze; Ja/Nein - Fragen
- Schreibtafel, Sprechtafel mit aufgedruckten Buchstaben, Wörtern und Bildern
- Communicator (kleine Schreibmaschine), elektronische Tastatur mit Leuchtschrift
- Sprechkanüle: Klappe verschließt Kanüle beim Ausatmen, so dass mit der Ausatemluft gesprochen werden kann.

1.16 Pflege eines Patienten mit zentralem Venenkatheter

Ein ZVK ist ein Katheter, der in einer großen, klappenlosen Vene unmittelbar vor dem rechten Herzen liegt.

Indikationen für einen ZVK
- Langfristige Infusionstherapie
- Schockzustände → Legen eines peripheren Zugangs nicht möglich
- Sicherer Zugang zur V. cava superior für hochkalorische parenterale Ernährung
- Zufuhr von hyperonkotischen oder anderen venenreizenden Substanzen wie Kalium oder Glucose 40%
- ZVD-Messung.

Überwachung und Pflege bei liegendem ZVK
- Zusätze beschriften, aseptisch applizieren
- Vitalzeichen, Bewusstsein und Befinden des Patienten überwachen
- Einlaufgeschwindigkeit und Luftleere des Systems kontrollieren, Infusionspumpen verwenden
- Beim Wechsel der Infusionssysteme Zuleitung unterbrechen, z.B. Schlauchklemme schließen
- Verbandwechsel: Einstichstelle und umgebende Haut täglich inspizieren, gründlich desinfizieren, aseptischen VW durchführen
- Bei Entzündungszeichen ZVK entfernen, Venen mit Alkoholverbänden kühlen; Katheterspitze evtl. zur bakteriologischen Untersuchung einschicken.

Komplikationen
- Luftembolie, Thrombose, Embolie
- Hämatom, Infektion
- Verletzung des Ductus thoracicus oder des Plexus brachialis
- Katheterfehllage mit Rhythmusstörungen, Verletzung des Endokards
- Pneumothorax, Hämatothorax bei Punktion.

Die ZVD-Messung

ZVD: Blutdruck im intrathorakalen Hohlvenensystem; Maß für für die Funktion des rechten Herzens und den Füllungszustand des venösen Systems.
- Messung des Druckes in der V. cava superior
- Normwert: 2–12 cm H_2O.

Abweichungen
- 0–2 cm H_2O: Hypovolämie; Abweichung bis in Minuswerte möglich
- \> 12–15 cm H_2O: Hypervolämie bei
  - Stauung im rechten Herzen, Pulmonalstenose, Rechtsherzinsuffizienz
  - Lungenembolie, Asthma bronchiale, Pleuraerguss, Lungenödem, Pneumothorax
  - Überdruckbeatmung.

Durchführung der ZVD-Messung
Vorbereitung
- Patienten informieren
- 30 Minuten vor der Messung sollte der Patient ruhig liegen, sich nicht anstrengen oder aufregen

- Patienten flach auf den Rücken legen (bei jeder Messung gleiche Lagerung)
- Mit Thorax-Schublehre Nullpunkt bestimmen, anzeichnen.

Durchführung
- Messvorrichtung auf Nullpunkt ausrichten
- Hände desinfizieren
- Messschenkel und System mit NaCl 0,9% füllen, körpernah am ZVK anschließen
- Laufendes Infusionsprogramm abstellen
- Durchgängigkeit des ZVK überprüfen
- Dreiwegehahn in Richtung Patient – ZVD öffnen
- Venendruck in cm Wassersäule messen
- Warten, bis Flüssigkeitssäule atemabhängig nicht mehr wesentlich sinkt
- Messdauer sollte 3–5 Min nicht überschreiten, da Werte sonst verfälscht werden.

Nachsorge
- Patienten wieder in bequeme Lage bringen
- Infusionsprogramm wieder laufen lassen
- Dokumentation.

1.17 Pflege eines Patienten mit Magensonde

Indikationen
- Diagnostik von Magensaft
- Entlastung bei gestautem Magensaft oder Blutungen
- Sondennahrung zuführen
- Magenspülung bei oraler Vergiftung.

Legen einer Magensonde

Vorbereitung
- Material richten
  - Geeignete Magensonde, Xylocain-Gel®, ggf. Glas mit Wasser
  - Handschuhe, Nierenschale, Zellstoff, Vorlage
  - Verschlussstöpsel, Sekretauffangbeutel, Blasenspritze
  - Stethoskop oder Indikatorpapier zur Lagekontrolle
  - Pflaster zum Fixieren, Stift zur Markierung der Sonde
- Patienten informieren, Oberkörperhochlagerung
- Pflaster schneiden
- Händedesinfektion.

Durchführung
- Strecke Nase-Ohrläppchen-Magengrube abmessen und an Sonde markieren
- Handschuhe anziehen
- Nase ggf. säubern bzw. Patienten schnäuzen lassen
- Xylocain-Gel® auf Sonde auftragen, dann Sonde durch die Nase bis kurz oberhalb der Epiglottis einführen
- Patienten zum Schlucken auffordern, während des Schluckaktes die Sonde ein Stück vorschieben; ggf. Schluckakt durch Trinken von Wasser provozieren
- Sonde bis zur Markierung einführen
- Lage der Sonde kontrollieren
  - Auskultation bei Luftinsufflation
  - Aspiration mit pH-Wert-Kontrolle.

Nachsorge
- Sonde mit Pflaster am Nasenrücken fixieren
- Sekretauffangbeutel befestigen
- Patienten den Mund ausspülen lassen, entspannt lagern
- Material entsorgen
- Dokumentation.

Pflege eines Patienten mit Magensonde und Sondenernährung
- Täglich Pflaster und Fixierstelle wechseln
- Lage und Durchgängigkeit kontrollieren sowie die evtl. im Magen vorhandene Restmenge beachten, indem z.B. vor dem Anhängen der Sondenkost mit wenig Tee gespült und dann aspiriert wird, wobei keine Sondennahrung erscheinen sollte
- Magensekret beobachten: Farbe, Menge, Geruch, Beimengungen
- Nach Sondenkost die Sonde durchspülen, dabei keinen schwarzen, roten oder gesüßten Tee und keine Fruchtsäfte verwenden
- Alle 24 Stunden die Zuleitungssysteme auswechseln
- Flüssigkeit bilanzieren
- Luftzutritt vermeiden
- Bei Zufuhr von Sondenkost vorher immer Lagekontrolle der Sonde durchführen
- Während der Zufuhr und bei bewusstseinsklaren Patienten mindestens noch 30 Min. nach Verabreichung 30°-Oberkörperhochlagerung
- Auf regelmäßige Darmentleerung achten
- Hochmolekulare Sondenkost = natürlich belassen, belastet Verdauung
- Niedermolekulare Sondenkost = zur leichteren Resorption aufgespalten.

Prophylaxen
- Pneumonie-Prophylaxe durch Oberkörperhochlagerung, atemstimulierende Einreibung (= ASE)
- Nasendekubitus-Prophylaxe: spezielle Nasenpflege, bei Sondenwechsel anderes Nasenloch wählen, Pflaster an anderer Stelle festkleben, weiche Sonde verwenden
- Parotitis-Prophylaxe: bei Ernährungssonde Mundsensibilität anregen, z.B. Wangen ausstreichen
- Mund- und Lippenpflege.

Komplikationen
- Verletzungen der Nase
- Aspiration, Erbrechen, Vagus-Reizung
- Falsche Lage, Perforation des Magens
- Soor, Parotitis, Nasen-Dekubitus, Ulkus, Infektion
- Bei Sondenernährung: Durchfälle, Blähungen, Aufstoßen, Erbrechen, Stoffwechselprobleme wie Überwässerung, Wassermangel, Glukose- und Elektrolyt-Entgleisungen.

1.18 Pflege in der Urologie

- Urinausscheidung regelmäßig kontrollieren (Menge, Farbe, Geruch, Beimengungen) und dokumentieren
- Trinkmenge auf 2–3 l/24 h erhöhen, sofern nicht kontraindiziert
- Wegen Infektionsgefahr besonderen Wert auf hygienisches Arbeiten legen.

Pflege bei transurethraler Harnableitung

Der Urin wird über einen in der Harnröhre liegenden Katheter abgeleitet.
- Problem: hohes Infektionsrisiko → Infektionsprophylaxe!
- Druckstellen bzw. Hautreizungen vermeiden
- Händedesinfektion vor Manipulation am Katheter.

Intimpflege
- Zweimal täglich Urethraeingang und den proximalen Katheter mit Wasser und Seife reinigen, Inkrustierungen entfernen
- Penis auf Paraphimose hin kontrollieren.

Urinableitungssystem
- Urinauffangbeutel unter Blasenniveau hängen
- System nicht unnötig dekonnektieren
- Tropfkammer senkrecht fixieren

- Ableitungssystem bei Katheterwechsel mit auswechseln, Katheterwechsel je nach Material und Inkrustationsrisiko des Patienten durchführen
- Urin nur über Latex-Stopfen unter aseptischen Bedingungen entnehmen
- Katheter regelmäßig auf Durchgängigkeit kontrollieren
- Bei Stuhlinkontinenz Katheter über dem Bein liegend ableiten.

Pflege bei suprapubischer Blasendrainage

Ein Katheter liegt durch die Bauchdecke in der Harnblase.
- Verbandswechsel bei Verschmutzung oder alle 3 Tage
- Verkrustungen an der Einstichstelle vorsichtig entfernen
- Auf Entzündungszeichen an der Einstichstelle achten
- Aseptisches Vorgehen beim Verbandswechsel.

Vorteile gegenüber einem transurethralen Katheter

- Weniger Komplikationen wie Infektion oder Verletzung
- Blasentraining möglich, indem der suprapubische Katheter abgeklemmt wird und der Patient versucht, bei Harndrang »normal« Wasser zu lassen
- Der Intimbereich des Patienten bleibt unberührt
- Harnableitung auch bei Verletzungen der Harnröhre möglich.

Pflege bei Ureterenkatheter

Ein Katheter wird in einen Ureter eingelegt und mündet entweder in der Harnblase (innerer Splint) oder verläuft über die Harnröhre nach außen (äußerer Splint).
- Katheter nie abklemmen
- Viel trinken lassen
- Katheter engmaschig auf Durchgängigkeit hin überprüfen.

Pflege bei Nephrostomie

Der Urin wird aus dem Nierenbecken mit einem Katheter durch das Nierengewebe hindurch nach außen abgeleitet.
- Katheter nie abklemmen, da ein Überdruck im Nierenbecken mit anschließendem Harnstau die Folge wäre
- Katheter engmaschig auf Durchgängigkeit hin überprüfen
- Verbandswechsel bei Verschmutzung oder alle 3 Tage.

Legen eines transurethralen Dauerkatheters

Indikationen
- Harnblase entleeren, z.B. bei Prostatavergrößerung
- Diagnostik, z.B. Darstellung der Harnwege mittels Kontrastmittel
- Vor langen OP's oder OP's im kleinen Becken, z.B. Hysterektomie
- Inkontinenz, Apoplex, Querschnitt, komatöse Patienten
- Prophylaxe oder Ausräumung einer Blasentamponade durch Spülbehandlung.

Einteilung der transurethralen Katheter
- Verwendungszweck
  - Einmalkatheter
  - Blasenverweilkatheter
  - Zweilumiger Spülkatheter
  - Katheter mit Temperatur-Messsonde
- Form
  - Nelaton-Katheter: Augen an beiden Seiten der geraden Spitze
  - Mercier-Katheter: gebogene Spitze
  - Tiemann-Katheter: verdickte und gebogene Spitze, nur ein Auge.

Legen eines transurethralen Dauerkatheters
Vorbereitung
- Material richten
  - Unsterile und drei sterile Handschuhe
  - Mann: Tiemann-Katheter 12–14 Ch.; Frau: Nelaton-Katheter 16–18 Ch.
  - Desinfektionsmittel wie PVP-Lösung; Instilla-Gel® für den Mann
  - Sterile Pflaumentupfer oder Kompressen
  - Sterile Unterlage und Lochtuch
  - Urinableitungssystem, Abwurf
  - 10ml-Spritze mit Aqua dest. zum Blocken, sterile Schale
- Patienten informieren, Intimtoilette durchführen lassen, Intimsphäre mit spanischer Wand schützen, lagern
- Hygienische Händedesinfektion
- Sterile Arbeitsfläche schaffen, Material unter aseptischen Kautelen auspacken und zurechtlegen, wobei eine zweite Person anreichen sollte.

Durchführung bei der Frau
- Sterile Handschuhe anziehen, bei Rechtshändern rechts zwei übereinander

- Große Labien, kleine Labien und Urethraöffnung desinfizieren; beachte: von Symphyse in Richtung Anus wischen, dann Tupfer auf Vagina-Eingang legen
- Gebrauchten, oberen Handschuh rechts abziehen lassen
- Katheter steril anreichen lassen
- Katheter einführen; sobald Urin fließt, noch 2 cm weiter vorschieben
- Katheter mit Ablaufsystem verbinden lassen
- Ballon blocken und bis zum Blasengrund zurückziehen.

Durchführung beim Mann
- Sterile Handschuhe anziehen, rechts zwei übereinander
- Patienten mit sterilem Lochtuch abdecken
- Vorhaut mit linker Hand zurückziehen, Urethraöffnung spreizen, Eichel und Urethraöffnung mit der rechten Hand desinfizieren
- Gleitmittel instillieren, evtl. mit Penisklemme Rückfluss verhindern, 3 Min. Einwirkdauer beachten, dann erneut desinfizieren
- Oberen Handschuh ausziehen lassen
- Katheter anreichen lassen
- Katheter unterhalb der Spitze fassen, Penis gerade nach oben strecken, Katheter 15 cm einführen; Penis kaudal senken und Katheter weiterschieben, bis Urin fließt; beachte: Tiemann-Katheter mit Nase nach oben einführen
- Katheter noch 2 cm weiterschieben, blocken, dann bis zum Blasengrund zurückziehen.

Nachsorge
- Tupfer vor Vagina-Eingang entfernen bzw. Vorhaut vorschieben
- Patienten Intimtoilette anbieten, ankleiden und entspannt lagern
- Urinbeutel am Bett unter Blasenniveau befestigen
- Maximal 600–800 ml Urin ablassen, dann Katheter für 30 Min. abklemmen
- Material entsorgen
- Dokumentation.

1.19 Beobachtung der Ausscheidungen

Normale Ausscheidung
Stuhl
- Menge: 100–500 g/Tag
- Häufigkeit: 1–2 x täglich bis 3–4 x wöchentlich
- Farbe: hell- bis dunkelbraun
- Konsistenz: weiche bis feste homogene Masse.

Urin
- Menge: 1500–2000 ml/Tag
- Häufigkeit: 4–6 x täglich
- Farbe: hell- bis dunkelgelb, klar
- Geruch: unauffällig, später nach Ammoniak
- PH-Wert: 5,4; Spezifisches Gewicht: 1015–1025
- Miktion: willkürlich, schmerzlos, im Strahl, 200–400 ml/Miktion.

Abweichungen der Stuhlausscheidung und deren Ursachen

Menge
- Geringe Menge: eiweißreiche Kost, geringe Nahrungszufuhr, ballaststoffarme Ernährung, Obstipation
- Große Stuhlmenge: Fettdurchfall, Malabsorptionssydrom, kohlenhydrat- und zellulosereiche Kost, entzündliche Darmerkrankungen, psychische Ursachen.

Farbe
- Acholisch: Gallensteine, Pankreastumore, Virushepatitis
- Rotbraun: Blutungen im Darmbereich
- Hellrote Stuhlauflagerungen: Hämorrhoiden, Polypen, Rektumkarzinom
- Schwarz: Magenblutung, Ösophagusvarizenblutung, Mekonium, Medikamente wie z.B. Eisenpräparate oder Kohle.

Geruch
- Jauchig-faulig: Fäulnisdyspepsie
- Stechend-sauer: Gärungsdyspepsie.

Beimengung
- Schleim: Reizkolon, Colitis ulcerosa, Morbus Crohn, Tumore
- Eiter: periproktitischer Abszess, Colitis ulcerosa
- Blut: Tumore, Entzündungen, Hämorrhoiden.

Konsistenz
- Dünnflüssig-schaumig: Gärungsdyspepsie
- Erbsensuppenähnlich: Typhus abdominalis
- Reiswasserähnlich: Cholera
- Bleistiftförmig, bandartig: Tumore, Stenosen, Strikturen
- Salbenartig, voluminös: Fettresorptionsstörungen.

Abweichungen der Urinausscheidung und deren Ursachen
- Pollakisurie: Zystitis, Urethritis, Prostatahyperplasie, Schwangerschaft
- Dysurie: Harnwegsinfektion, Tumore der Blase und Urethra, Prostatahyperplasie

- Nykturie: Herzinsuffizienz, Niereninsuffizienz, Diuretika, Schwangerschaft.

Menge
- Anurie (< 100 ml/24 h): Akutes oder chronisches Nierenversagen, Harnverhalt
- Oligurie (100-500 ml/24 h): Herz-Kreislauferkrankungen, Harnverhalt, Exsikkose
- Polyurie (> 3000 ml/24 h): Diabetes mellitus, Diabetes insipidus, chronische Niereninsuffizienz.

Farbe
- Schlierig, flockig: Pyurie (= Eiterbeimengungen) bei entzündlichen Erkrankungen des Urogenitaltraktes
- Rötlich bis fleischfarben, trüb: Hämaturie bei Steinen, Tumoren, Menstruation, Gerinnungsstörungen
- Rötlich bis schwärzlich ohne Trübung: Hämoglobinurie bei Hämolyse
- Bierbraun bis grünschwarz mit gelbem Schüttelschaum: Bilirubinurie bei Hepatitis, Leberzirrhose
- Zitronengelb: Rhabarber
- Orangefarben: Multivitamin-Präparate
- Rotbraun bis schwarz: Rote Bete.

Geruch
- Acetongeruch: Diabetes mellitus, länger dauernder Hunger
- Faulig-übelriechend: maligne Prozesse der ableitenden Harnwege
- Übel riechend, stechend: massenhaft Bakterien, Eiter.

Beimengungen
- Eiweiß: Nierenerkrankungen, SIH
- Zucker: Diabetes mellitus
- Erythrozyten: Steine, Tumoren, Glomerulonephritis
- Bakterien: Infektion der ableitenden Harnwege.

Pflegemaßnahmen bei Obstipation
- Ballaststoffreiche Kost, ausreichend Flüssigkeit zuführen, richtig kauen, regelmäßig essen, dabei Zeit nehmen
- Individuelle Abführgewohnheiten beachten
- Ausreichend Bewegung, Mobilisation
- Bauchmassage, bewusste und tiefe Bauchatmung
- Darmtraining: Gewöhnung an bestimmte Zeiten, Stuhlgang nicht »verkneifen«
- Ggf. Quellmittel mit genügend Flüssigkeit einnehmen.

Pflegemaßnahmen bei Diarrhöe
- Reichlich Flüssigkeit anbieten, aber auf stuhlanregende Getränke wie Fruchtsäfte verzichten
- Bettschutz einlegen; unter Umständen Nachtstuhl ans Bett stellen
- Schlackenarme Kost, z.B. Tee und Zwieback, anbieten
- Intimtoilette mit anschließendem Hautschutz durchführen, z.B. mit Bepanthen®-Salbe; Dekubitusprophylaxe
- Evtl. feuchtwarme Bauchwickel anlegen.

Pflegemaßnahmen bei Harninkontinenz
- Absorbierende Einmalprodukte oder externe Urinableitungen, z.B. Urinale, verwenden; diese regelmäßig wechseln und stündlich kontrollieren; Hautpflege durchführen
- 2 Stunden vor dem Schlafen nichts mehr trinken
- Mehrmals täglich den Genitalbereich reinigen
- Beckenbodentraining bei Stressinkontinenz
- Patienten psychologisch unterstützen
- Blasen- und Toilettentraining.

1.20 Prä- und postoperative Versorgung eines Patienten

Allgemeine Maßnahmen vor Operationen
- Postoperative Fertigkeiten einüben
- Vollständigkeit der benötigten Unterlagen überprüfen
- Abführmaßnahmen nach Arztanordnung am Vortag
- Psychische Betreuung.

Vorbereitung des Patienten am Operationstag
- Evtl. Rasur des OP-Gebiets, danach gründliche Körperpflege inkl. Nabelpflege, keine Hautlotion verwenden, Nagellack und Lippenstift entfernen
- Patienten Antithrombosestrümpfe und OP-Hemd anziehen lassen, evtl. Hilfe anbieten, Prothesen und Schmuck ausziehen
- Bett frisch beziehen, Namensschild am Bett befestigen
- Prämedikation je nach Arztanordnung verabreichen, Patienten vorher Möglichkeit zum Toilettengang geben
- Nahrungskarenz je nach Narkoseform beachten
- Ggf. mit medikamentöser Thromboseprophylaxe beginnen.

Übernahme des Patienten aus dem Aufwachraum
- Informationen über OP, Komplikationen und Anästhesiemethode einholen
- Überwachungsjournal anlegen, postoperative Lagerung und Mobilisation beachten

- Infusionen, Transfusionen, Spülungen, Antibiotika, Antiemetika, Analgetika laut Anordnung verabreichen
- Bewusstsein, Atmung, Kreislauf, Hautfarbe, Übelkeit, Erbrechen, Schmerzen, Heiserkeit, Unruhe kontrollieren und bei Bedarf dokumentieren
- Sonden, Drainagen, Verband beobachten.

Postoperative Überwachung des Patienten
- Vitalzeichenkontrolle
  - Puls: Frequenz, Füllung, Rhythmus
  - Blutdruck
  - Atmung: Frequenz, Dyspnoe, Verschleimung
  - Bewusstseinslage
  - Temperatur
  - ZVD
- Aussehen des Patienten
- Verband, Drainagen, Sonden, Saugsysteme
  - Nachblutung
  - Fixation
  - Freie Ableitung, Durchgängigkeit
  - Menge, Farbe, Geruch des Sekrets
- Infusionen: Laufzeit, Zusätze
- Urinausscheidung
  - Spätestens 6 Stunden postoperativ, sonst Einmalkatheterismus, da Gefahr des Harnverhalts als Nachwirkung der Narkose besteht
  - Menge und Zeitpunkt dokumentieren
- Schmerzen.

Spezielle Pflegemaßnahmen nach Operationen
- Lagerung: je nach OP verschieden
- Mobilisation: so früh wie möglich, schrittweise unter Kreislaufkontrolle vorgehen, dabei spezielle Techniken anwenden
- Körperpflege je nach Zustand des Patienten
- Prophylaxen: Thrombose- und Pneumonieprophylaxe, bei Bedarf weitere Prophylaxen durchführen
- Darmtätigkeit
  - Spätestens am 4.–5. p.o. Tag
  - Auf Geräusche (Blähungen) achten
  - Evtl. Klysma oder Laxantien nach Anordnung verabreichen
- Wundversorgung
  - Verbandwechsel: Nachblutung?
  - Redon, Wund-Drain: geförderte Menge ablesen, dokumentieren; Durchgängigkeit prüfen
  - Wunde kontrollieren: Rötung, Schwellung, Schmerz

- Fäden bzw. Klammern nach Anordnung entfernen
- Dokumentation
■ Nahrungsaufbau: je nach OP verschieden; frühestens 6–8 Stunden nach Narkoseende trinken
■ Schmerztherapie: individuell, nach Anordnung.

1.21 Pflege älterer Menschen

Häufige allgemeine Probleme des älteren Menschen

- Multimorbidität, das heißt ältere Menschen leiden häufig unter mehreren Krankheiten gleichzeitig, z.B. Hypertonie, Arthrose und Diabetes mellitus
- Verwirrtheit, aus der andere Probleme entstehen können, z.B. Konzentrationsstörungen, Sturzgefahr oder Kommunikationsstörungen
- Krankheiten können eher chronisch werden
- Viele Medikamente müssen eingenommen werden, wodurch das Risiko der falschen Einnahme oder von Wechselwirkungen steigt
- Prophylaxen sind sehr wichtig, da ältere Menschen anfälliger für Folgeerkrankungen oder Komplikationen sind.

Spezielle Pflege bei älteren Menschen

- Gehör und Sehfähigkeit lassen nach: laut und deutlich sprechen, evtl. Hilfsmittel wie Brille oder Hörgerät beachten
- Kurzzeitgedächtnis lässt nach: wichtige Informationen aufschreiben
- Mobilität kann eingeschränkt sein: Prophylaxen gewissenhaft durchführen, Hilfsmittel wie Gehbank verwenden, Zeit für Mobilisation nehmen
- Geändertes Schlafverhalten: viele ältere Menschen schlafen nachts weniger und machen über den Tag verteilt kurze Nickerchen; das sollte man respektieren und Möglichkeiten dazu schaffen
- Hautelastizität: die Haut wird im Alter oft dünn, an den Extremitäten rau und trocken und sollte häufig eingecremt werden, um die Belastbarkeit zu erhöhen
- Die Ernährung sollte eiweißreich, fettarm, ballaststoffreich und salzarm sein, auf eine ausreichende Flüssigkeitszufuhr (~ 2 l) sollte geachtet werden.

1.22 Grundlagen der Ernährung

Bestandteile der Nahrung

Kohlenhydrate
- Sollanteil in der Ernährung: 55%
- Energiegehalt/Gramm: 17 kJ/g ~ 4 kcal/g.

Einteilung
- Monosaccharide wie Glukose und Fruktose
- Disaccharide wie Maltose, Laktose und Saccharose
- Polysaccharide wie Stärke, Glykogen (aufspaltbar) und Ballaststoffe (nicht aufspaltbar).

Aufgaben
- Glukose: Energiequelle für fast alle Körperzellen
- Bilden in Form von Glykogen Energiereserven
- Ballaststoffe regen die Verdauung an und fördern das Sättigungsgefühl
- In gewissem Umfang nicht nur bei Pflanzen, sondern auch bei tierischen Organismen an der Stützfunktion beteiligt.

Mangelerscheinungen
- EZ ↓ bis hin zur Unterernährung, AZ ↓
- Obstipation durch fehlende Ballaststoffe
- Müdigkeit, Abgeschlagenheit, Konzentrationsschwäche, Schwindel
- Erhöhte Infektanfälligkeit.

Fette
- Sollanteil in der Ernährung: 30%
- Energiegehalt/Gramm: 40 kJ/g ~ 9 kcal/g.

Einteilung
- Triglyzeride (Neutralfette): Glyzerin + Fettsäure
- Phospholipide: Glyzerin + Phosphorsäure, z.B. Lecitin
- Lipoproteine: Fett + Eiweißgruppe
- Cholesterin.

Aufbau
- Glyzerin bzw. Glyzeride: Mono-, Di-, Triglyzeride
- Fettsäure: lang-, mittel- oder kurzkettig und gesättigt oder ungesättigt.

Aufgaben
- Energielieferant, -reserven
- Wärmeisolation
- Sättigungswert

- Trägerstoffe für fettlösliche Substanzen, z.B. Vitamine
- Zufuhr von essentiellen Fettsäuren.

Proteine
- Sollanteil in der Ernährung: 15%
- Bedarf: 1g / kg Körpergewicht
- Energiegehalt/Gramm: 17 kJ/g ~ 4 kcal/g.

Aufgaben
- Körpereiweiße, Hormone und Enzyme werden synthetisiert
- Nicht-essentielle Aminosäuren werden gebildet
- Energiegewinnung durch den Zitrat-Zyklus
- Essentielle Aminosäuren werden zugeführt.

Mangelerscheinungen
- AZ ↓ , EZ ↓
- Ödeme, weil der kolloidosmotische Druck sinkt
- Muskelschwund.

Vitamine
Einteilung
- Fettlöslich: A, D, E, K
- Wasserlöslich: B-Vitamine, C.

Aufgaben
- Infektabwehr
- Mitwirkung bei der Energiegewinnung
- Bausteine von Enzymen
- Fördern die Eiweißsynthese
- Ermöglichen Blutgerinnung
- Beeinflussen die Membrandurchlässigkeit.

Symptome der Hypo- bzw. Avitaminosen
- Müdigkeit, Konzentrationsschwäche
- Schleimhautläsionen
- Nachtblindheit bei Vitamin A-Mangel
- Anämie bei Vitamin B_{12}-Mangel
- Skorbut bei Vitamin C-Mangel
- Rachitis oder Osteomalazie bei Vitamin D-Mangel.

Symptome der Hypervitaminosen
- Nur bei fettlöslichen Vitaminen möglich; wasserlösliche Vitamine werden bei Überschuss renal ausgeschieden
- Vitamin A: Erbrechen, Durchfall, Übererregbarkeit, Kopfschmerzen, Hautveränderungen
- Vitamin D: Entkalkung der Knochen, Nierenverkalkung.

Mengenelemente
- Natrium: hält den osmotischen Druck aufrecht
- Chlorid: Bestandteil der Salzsäure im Magen
- Kalium: Gegenspieler des Natriums, Erregungsleitung, wirkt auf Herztätigkeit
- Kalzium: beeinflusst die Permeabilität der Zellmembranen, wirkt bei der Blutgerinnung mit, Aufbau von Knochen und Zähnen, hemmt Erregbarkeit von Muskeln und Nerven
- Magnesium: Enzym-Aktivator, ATP-Aufbau, senkt die Erregbarkeit der Muskeln
- Phosphor: Bestandteil von ATP, Aufbau von Knochen und Zähnen.

Spurenelemente
- Eisen: Sauerstoff wird an das Eisen gebunden und als Bestandteil von Hämoglobin transportiert bzw. als Myoglobin gespeichert
- Jod: wird in die Schilddrüsenhormone eingebaut
- Zink: Wachstum, Infektabwehr, Insulinspeicherung
- Fluor: festigt Knochen und Zähne
- Kupfer: hilft bei der Blutbildung
- Selen: schützt den Organismus vor zellschädigenden Sauerstoffradikalen.

Probleme der Unter- und Überernährung

Folgen von Übergewicht
- Trägheit, Bewegungsfaulheit
- Hypercholesterinämie mit erhöhtem Arteriosklerose-Risiko
- Organe verfetten, allgemeine Herz-Kreislauf-Belastung, Atembeschwerden
- Gelenke, Bänder und Muskeln werden überbeansprucht
- Folgeerkrankungen, z.B. Diabetes mellitus oder Hypertonie.

Folgen von Unterernährung
- Fehlende Abwehrkräfte → erhöhte Krankheitsanfälligkeit, AZ ↓
- Hautbeschaffenheit (= Turgor) ist herabgesetzt.

Krankheitslehre Innere Medizin

2.1 Diabetes mellitus

Krankheitsbegriff für Glukose-Stoffwechselstörungen mit unterschiedlicher Ätiologie und Symptomatik, die mit einem relativen oder absoluten Mangel an Insulin einhergehen (Pflege ☞ 1.11).

Einteilung

Typ I
- Jugendlicher Diabetes, Altersgipfel 15.–24. Lebensjahr
- Insulinabhängig, da absoluter Insulinmangel besteht
- Körper bildet Antikörper gegen die Inselzellen des Pankreas
- Ursache: genetische Disposition oder Reaktion auf bestimmte Virusinfektionen.

Typ II
- Altersdiabetes, nach dem 40. Lebensjahr
- Relativer Insulinmangel, der Körper kann noch Insulin produzieren
- Adipositas → Insulinsekretion ↑ → Insulinresistenz der Rezeptoren → Erschöpfen der Insulinausschüttung → relativer Insulinmangel
- Typ II a: ohne Adipositas
- Typ II b: mit Adipositas
- Ursache: genetische Disposition, Adipositas.

Sekundärer Diabetes
- Grunderkrankungen wie Pankreaserkrankungen oder CUSHING-Syndrom
- Medikamentös bedingt, z.B. Kortikoid-Behandlung
- Gravidität.

Diagnostik
- Blutzucker-Stix
- BZTP (= Blutzuckertagesprofil)
- OGTT (= oraler Glukose-Toleranztest)
  - Normal: nüchtern < 100 mg/dl, nach 2h < 140mg/dl
  - Diabetisch: nüchtern > 120 mg/dl, nach 2h > 200 mg/dl
- HbA_1 im Blut bestimmen
- Glukose im Urin nachweisen.

Symptome
- Vermehrtes Durstgefühl bei erhöhter Urinausscheidung
- Leistungsminderung, Abgeschlagenheit, Kopfschmerzen, Schwindel
- Gewichtsabnahme bei gesteigertem Appetit (Typ I)
- Abwehrschwäche mit gehäuften Infektionen, vor allem Hautinfektionen
- Schlechte Wundheilung.

Komplikationen
- Hyperglykämisches (Diabetisches) Koma
- Hypoglykämischer Schock.

Spätschäden
- Früh-Arteriosklerose
- Herzinfarkt
- Diabetesspezifische Mikroangiopathie
- Diabetische Nephropathie, diabetische Retinopathie
- Polyneuropathie
- PaVK (= periphere arterielle Verschlusskrankheit)
- Apoplex.

Therapie
- Diät
  - Mahlzeiten in 3 Hauptmahlzeiten und 3 Zwischenmahlzeiten aufteilen
  - Die Gesamtenergiemenge ist von der Arbeitsleistung abhängig
  - Ca. 50 % Kohlenhydrate, dabei überwiegend langsam resorbierbare Mehrfachzucker zuführen
  - Ca. 15 % Eiweiß, je nach Nierenfunktion
  - Ca. 35 % Fett, weniger bei gleichzeitiger Fettstoffwechselstörung
  - Ggf. Reduktionskost (Typ II)
- Regelmäßige körperliche Bewegung
- Medikamente
  - Oral (Typ II)
  - Insulin (Typ I, ggf. Typ II): Altinsulin, Verzögerungsinsulin oder Mischinsulin
- Schulung/Selbstkontrolle.

2.2 Formen der Anämie

Bei einer Anämie sind der Hämoglobingehalt, die Erythrozyten und/oder der Hämatokrit unter dem Normwert.

Hypochrome Anämie

Kennzeichnend für hypochrome Anämien ist ein niedriger mittlerer corpuskulärer Hämoglobingehalt (= MCH).

Eisenmangelanämie

Häufigste Form!

Ursachen
- Eisenverluste durch chronische Blutungen
- Fehlende Zufuhr oder erhöhter Eisenbedarf
- Mangelhafte Resorption.

Symptome
- Blässe von Haut und Schleimhaut, brüchige Nägel, trockene und rissige Haut
- Schwäche
- Blasse, brennende Zunge (PLUMMER-VINSON-Syndrom)
- Haarausfall, Mundwinkelrhagaden.

Therapie
- Nach evtl. Blutungsquellen suchen (Haemoccult®, Gastroskopie oder Koloskopie)
- Eisen zuführen.

Tumoranämie

Ursache
Gleichzeitig bestehende Blutung oder bisher unbekannte Eisenverwertungsstörung im Knochenmark.

Symptome
Sind durch das Tumorleiden bestimmt.

Therapie
Bestrahlung, Chemotherapie, OP.

Normochrome Anämie

Der MCH ist normal.

Blutungsanämie

Ursachen
- Akuter Blutverlust durch z.B. ein Trauma
- Chronischer Blutverlust durch z.B. ein Ulkus.

Symptome
- Schock mit Blässe, Unruhe, Kaltschweißigkeit
- Blutdruckabfall und Tachykardie.

Therapie
Volumensubstitution, evtl. Bluttransfusion, Plasmaersatzmittel.

Aplastische Anämie

Mangel an allen Blutzellen durch Schädigung des Knochenmarks.

Ursachen
- Normale Blutbildung im Knochenmark wird durch Leukämie oder andere maligne Erkrankungen des Marks verdrängt
- Ionisierende Strahlung
- Bestimmte Medikamente, z.B. Zytostatika.

Symptome
- Erhöhte Infektionsbereitschaft
- Fieber, Entzündungen und Nekrosen der Mundschleimhaut
- Starke Blutungsneigung.

Therapie
- Erythrozyten-Konzentrate, Kortikoide und Androgene verabreichen
- Evtl. Knochenmarkstransplantation.

Hyperchrome Anämie

Erhöhter MCH. Die Vitamin B_{12}-Mangel-Anämie und die Folsäuremangel-Anämie werden auch als Megaloblastische Anämie bezeichnet.

Vitamin B_{12}-Mangel-Anämie

Ursachen
- Mangel an Intrinsic factor bei operativer Entfernung des Magens
- Atrophie der Magenschleimhaut
- Antikörper gegen Intrinsic factor
- Vermehrter Verbrauch von Vitamin B_{12}, Mangelernährung oder Resorptionsstörungen.

Symptome
- Glatte, rote, brennende Zunge
- Schluckbeschwerden, neurologische Störungen
- Schleichender Beginn mit Leistungsschwäche und Blässe.

Therapie   Vitamin B$_{12}$ substituieren.

Folsäuremangel-Anämie
Ursachen
- Mangelernährung bei Alkoholikern
- Malabsorptionssyndrom.

Symptome   Allgemeine Anämiesymptome wie Müdigkeit, verminderte Leistungsfähigkeit und Blässe.

Therapie   Folsäure substituieren.

Hämolytische Anämien

Gehören zu der Gruppe der normochromen Anämien und sind durch vermehrten Zerfall von Erythrozyten gekennzeichnet.

Kugelzellanämie
Ursache   Genetisch bedingter Membrandefekt der Erythrozyten → Kugelform

Symptome
- Milzvergrößerung
- Ikterus, Fieber, Milzschmerzen.

Therapie   Milzentfernung.

Sichelzellanämie
Ursache   Genetisch bedingte Synthesestörung der β-Kette des Hämoglobins.

Symptome   Hepatosplenomegalie (= Vergrößerung von Leber und Milz), hämolytische Krisen.

Therapie
Keine kausale Therapie bekannt.

Serogene Anämie
Das Serum enthält Stoffe, die zu einer Schädigung der Erythrozyten mit der Folge einer Hämolyse führen.

Ursachen
- Blutgruppenungleiche Transfusionen, Antikörper, Toxine
- Virusinfektion bzw. Leukämie: es werden Antikörper gegen Erythrozyten gebildet, wodurch es zu einer Hämolyse kommt
- Medikamente wie Antibiotika oder Analgetika geben Anstoß zur Bildung von Antikörpern.

Therapie   Beseitigung der Ursache.

Toxische Anämie
Ursachen sind Bleivergiftung, Sepsis.

2.3 Herzinsuffizienz

Unfähigkeit des Herzmuskels, ein für die Bedürfnisse des Organismus ausreichendes Blutvolumen zu fördern; Herzzeitvolumen sinkt.

Linksherzinsuffizienz

Durch die verminderte Funktion des linken Ventrikels entsteht ein Rückstau in den Lungenkreislauf.

Ursachen
- Hypertonie
- Herzrhythmusstörungen
- Aorten- oder Mitralvitien, Kardiomyopathien, Endokarditis
- Vorausgegangener Herzinfarkt, koronare Herzkrankheit (KHK).

Symptome
- Dyspnoe, Orthopnoe
- Hartnäckiger Husten
- Nykturie
- Evtl. Zyanose
- Asthma cardiale als Maximalform; entspricht dem kardialen Lungenödem.

Therapie
☞ Globalinsuffizienz.

Komplikation: Lungenödem
Ansammlung von Flüssigkeit in den Alveolen und im Lungenbindegewebe.

Symptome
- Zusätzlich zu den Symptomen der Linksherzinsuffizienz feuchte Rasselgeräusche
- Schaumiges, hellrotes Sputum
- Schocksymptomatik.

Therapie
- Herzbettlage
- Sauerstoffgabe, Nitrate, Diuretika
- Bettruhe.

Rechtsherzinsuffizienz

Durch die verminderte Funktion des rechten Ventrikels kommt es zur Blutstauung vor dem rechten Herzen mit Rückstau in den großen Körperkreislauf.

Ursachen
- Vitien, Kardiomyopathie
- Herzinfarkt
- Vorbestehende Linksherzinsuffizienz.

Symptome
- Müdigkeit, Abgeschlagenheit, Leistungsminderung
- Gestaute Halsvenen
- Gastrointestinale Symptome wie Blähungen, Obstipation und Appetitlosigkeit
- Ödeme, lageabhängig
- Vergrößerte Leber, Aszites
- Nykturie.

Therapie
☞ Globalinsuffizienz.

Globalinsuffizienz

Kombinierte Rechts- und Linksherzinsuffizienz.
- Ursachen und Symptome: ☞ Rechts- bzw. Linksherzinsuffizienz.

Therapie
- Zugrunde liegende Erkrankung behandeln, z.B. OP des Klappenfehlers
- Natriumarme, flüssigkeitsreduzierte Diät
- Digitalisierung → Kontraktionskraft ↑, Frequenz ↓
- Diuretika zur Ausschwemmung von Ödemen, zur Verminderung des Plasmavolumens, zur Blutdrucksenkung und zur Erhöhung der Natrium-Ausscheidung

- Vasodilatatoren zur Senkung der Vor- und Nachlast: ACE-Hemmer oder Nitrate
- Bettruhe, körperliche Schonung
- Normalgewicht anstreben.

2.4 Herzinfarkt

Umschriebener Untergang von Herzmuskelzellen in Folge einer Mangeldurchblutung der Herzkranzgefäße, bei dem es zur Bildung von Narbengewebe kommt.

- Die Koronargefäße sind meist arteriosklerotisch vorbelastet
- Risikofaktoren, die eine Arteriosklerose begünstigen: Diabetes mellitus, Rauchen, Adipositas, Hyperlipidämie, Stress, Bewegungsmangel.

Ursachen
- Thrombose im Bereich einer Engstelle
- Koronar-Embolie.

Einteilung
- Transmuraler Infarkt: Nekrose betrifft alle Wandschichten
- Nichttransmuarler Infarkt: Nekrose ist auf Teile der Herzwand beschränkt (günstigere Prognose).

Symptome
- Heftiger, lang anhaltender Brustschmerz mit evtl. Ausstrahlung in den linken Arm, Kiefer und Oberbauch, ggf. auch stummer Verlauf ohne nennenswerte Symptome
- Keine Besserung auf Nitro-Präparate
- Starke Unruhe, Todesangst
- Dyspnoe, Schweißausbruch, Schwindel
- Evtl. Herzrhythmusstörungen, Hypotonie
- Ggf. Schockzeichen
- Blässe, Zyanose.

Diagnostik
- EKG mit ST-Strecken-Erhebung
- Bestimmung der Herzmuskelenzyme (CK, CKMB, GOT, LDH)
- Schmerzanamnese.

Komplikationen
- Herzrhythmusstörungen bis zum Kammerflimmern
- Akute Linksherzinsuffizienz mit Lungenödem
- Herzruptur, Herzwandaneurysma

2.5 Entzündliche Herzerkrankungen

- Kardiogener Schock: starke Beeinträchtigung der Herzleistung, Hypotonie
- Embolien
- Reinfarkt.

Therapie
- Schmerzbekämpfung, Sedierung mit Morphium
- Intensivüberwachung während der ersten 72 Stunden
- Absolute Bettruhe
- Keine i.m.-Injektionen, da eine Lyse erforderlich werden könnte
- Sauerstoff verabreichen
- Evtl. Herzkatheter (intrakoronare Lyse und Aufdehnung)
- Evtl. systemische Lyse-Therapie, wenn der Herzinfarkt nicht älter als 6–12 Stunden ist
- Heparinisierung
- Lidocain® bei Herzrhythmusstörungen
- Nitrate und Kalziumantagonisten, besonders bei bestehendem Hypertonus
- Eingeschränkte Trinkmenge, Bilanzierung.

Rehabilitation
- Patienten früh mobilisieren, wenn keine Komplikationen auftreten
- Nach ca. 3–4 Wochen: Anschluss-Heilbehandlung
- Risikofaktoren wie Rauchen, Übergewicht und Hypertonie ausschalten
- Nachbehandlung mit Acetylsalicylsäure und Beta-Blockern.

2.5 Entzündliche Herzerkrankungen

Myokarditis

Entzündliche Erkrankung des Herzmuskels.

Ursachen
- Viren, z.B. Coxsackie-Virus
- Bakterien, z.B. Staphylokokken
- Pilze, Protozoen oder Parasiten
- Nicht-infektiös, z.B. rheumatoide Arthritis.

Symptome
- Unspezifische Beschwerden wie Schwindel, Herzklopfen, Engegefühl im Brustkorb
- Angina pectoris
- Herzrhythmusstörungen (Extrasystolen)
- Unspezifische EKG-Veränderungen
- Herzinsuffizienz.

Therapie
- Behandlung der Grunderkrankung
- Symptomatische Behandlung der Herzrhythmusstörungen und Herzinsuffizienz.

Prognose
- Begleitmyokarditiden bei Infektionskrankheiten sind harmlos, da sie meist vollständig ausheilen
- Virale Myokarditiden: schlechtere Prognose wegen plötzlicher Todesfälle, besonders bei Säuglingen
- Evtl. Entwicklung einer dilatativen Kardiomyopathie.

Bakterielle Endokarditis

Die bakterielle Endokarditis entsteht durch die Ansiedlung von Bakterien an Herzklappen. Besonders gefährdet sind vorgeschädigte Herzklappen; es sind überwiegend Erwachsene betroffen.

Ursachen
- Erregerstreuung aus Herden wie Zähne, Tonsillen oder Nasennebenhöhlen
- Infizierte Venenkatheter, Schrittmachersonden.

Erreger
- Streptokokken
- Enterokokken
- Staphylokokken.

Symptome
- Fieber, Schüttelfrost
- BSG ↑, Leukozytose
- Schwäche, Appetitlosigkeit, Gewichtsabnahme
- Veränderte Herzgeräusche durch meist schon bestehende Klappenfehler
- Anämie
- Nierenbeteiligung: Proteinurie, Mikrohämaturie
- Rhythmusstörungen
- Mikroembolien in Finger und Hirn durch losgelöste Bakterien.

Diagnostik
- Blutkultur
- Echokardiographie.

Therapie
- Antibiotikatherapie
- Bettruhe.

Komplikationen
- Hirn-, Nieren- und Milzembolie
- Herzinsuffizienz
- Petechien.

Prognose
- Abhängig von Vorschädigungen des Herzens, vom Alter, der Abwehrlage, dem Behandlungsbeginn und der Antibiotikaempfindlichkeit der Erreger
- Unbehandelt tödlich.

Rheumatische Endokarditis

Zweiterkrankung nach einem Streptokokkeninfekt durch eine allergische Reaktion des Bindegewebes auf zirkulierende Streptokokkenbestandteile; betrifft überwiegend Kinder und Jugendliche.

Ursache
Streptokokkenallergie nach Infektion mit β-hämolysierenden Streptokokken der Gruppe A.

Symptome
- Polyarthritis, Gelenk- und Gliederschmerzen
- Reduzierter Allgemeinzustand, Schwäche, Gewichtsverlust
- Hautausschläge, subkutane Knötchen.

Komplikationen
Zerstörung der Herzklappen.

Therapie
- Penicillin
- Acetylsalicylsäure
- Kortikoide zur Unterdrückung von Entzündungen und allergischen Reaktionen
- Bettruhe
- Tonsillektomie im freien Intervall zur Vermeidung eines Rezidivs
- Rezidivprophylaxe mit Penicillin über mindestens 10 Jahre.

Prognose
Bestimmt durch das Ausmaß der Herzklappenbeteiligung.

2.6 Erkrankungen der Herzklappen

Mitralinsuffizienz

Schlussunfähigkeit der Mitralklappe, meist mit Mitralstenose kombiniert.

Ursachen
- Angeboren oder erworben, rheumatisch bedingt
- Perforation, Verkalkung oder Schrumpfung der Klappensegel
- Verkürzung, Verklebung oder Abriss der Sehnenfäden.

Hämodynamik
Insuffizienz → Pendelblut, das durch die nicht geschlossene Klappe in den linken Vorhof zurückfließt → Volumenbelastung des linken Vorhofs.

Symptome
- Von dem Ausmaß des Klappenfehlers abhängig
- Belastungsdyspnoe, rasche Ermüdbarkeit
- Herzklopfen
- Bei kardialer Dekompensation: Zeichen der Links- und Rechtsherzinsuffizienz
- Linker Vorhof und linke Kammer sind vergrößert.

Therapie
- Therapie der Herzinsuffizienz (☞ 2.3)
- Evtl. Antikoagulantien
- Nach rheumatischem Fieber: zunächst konservativ, dann operative Herzklappenrekonstruktion oder -ersatz
- Bei akuter Insuffizienz: Intensivtherapie und rasche OP.

Mitralstenose

Reduzierte Öffnungsfläche der Mitralklappe.

Ursache
Zustand nach rheumatischer Endokarditis.

Hämodynamik
Stenose → Drucksteigerung sowie Überdehnung des linken Vorhofs → Lungenstauung → Rechtsherzbelastung mit Rechtsherzdekompensation.

Symptome
- Lippenzyanose bei roten Wangen (»Mitralbäckchen«)
- Husten mit blutigem Auswurf, Dyspnoe

- Später Symptome der Links- und Rechtsherzinsuffizienz
- Vorhofflimmern
- Herzgeräusche während der Diastole
- Angina pectoris, Embolien.

Therapie
- Konservative Behandlung der Herzinsuffizienz
- Antikoagulantien zur Thrombenprophylaxe
- Körperliche Schonung
- In schweren Fällen: operative Dilatation oder Klappenersatz.

Aorteninsuffizienz

Schlussunfähigkeit der Aortenklappe.

Ursachen
- Rheumatische oder bakterielle Endokarditis
- Syphilis
- Degenerativ oder angeboren.

Hämodynamik
In der Diastole strömt Blut aus der Aorta in die linke Kammer zurück → systolisches Schlagvolumen steigt, diastolisches Schlagvolumen sinkt.

Symptome
- Patient ist lange Zeit beschwerdefrei und normal leistungsfähig
- Atemnot bei Belastung
- Schwindel
- Evtl. Herzklopfen und Druckgefühl im Hals
- Sichtbarer Kapillarpuls unter den Fingernägeln
- Große Blutdruckamplitude, z.B. 170/30 mmHg.

Therapie
- Bei symptomlosen Patienten regelmäßige Kontrolle
- Bei Zeichen der Herzinsuffizienz: Digitalis
- In schweren Fällen: chirurgischer Klappenersatz.

Aortenstenose

Einengung des aortalen Ausflusstrakts.

Ursache
- Rheumatische Genese
- Im Rahmen einer allgemeinen Arteriosklerose.

Hämodynamik
Druckbelastung des linken Ventrikels → Vergrößerung der Muskelmasse des linken Ventrikels (Anpassungshypertrophie).

Symptome
- Erst spät Beschwerden
- Leichte Erschöpfbarkeit, Schwindel, Atemnot bei Belastung
- Häufig pektanginöse Beschwerden
- Niedriger Blutdruck mit kleiner Amplitude
- Synkopen unter Belastung.

Therapie
- Digitalisierung bei Zeichen der Herzinsuffizienz
- Körperliche Schonung
- In schweren Fällen: Klappenersatz.

2.7 Pneumonie

Akute Entzündung des Lungengewebes, wobei Alveolargewebe und/oder Lungenbindegewebe betroffen sein können.

Einteilung
Anatomische Einteilung
- Lobärpneumonie (Befall eines Lappens)
- Bronchopneumonie (Alveolen und benachbarte Bronchien sind entzündet)
- Interstitielle Pneumonie (hauptsächlich Lungengerüst betroffen)
- Pleuropneumonie (Entzündung von Lunge und Pleura).

Einteilung nach Erregern
- Bakterielle Pneumonie
- Virale Pneumonie
- Pilzpneumonie
- Durch Protozoen oder Mykoplasmen hervorgerufen.

Klinische Einteilung
- Primäre Pneumonie: plötzlich auftretend ohne Vorerkrankung der Lunge
- Sekundäre Pneumonie: tritt bei bereits bestehenden Erkrankungen auf.

Ursachen
- Unterkühlung
- Stress, Abwehrschwäche
- Postoperativ (durch Schonatmung)
- Aspiration

- Vorhergegangene Grippe, Infektion
- Lungenstauung bei Herzschwäche
- Bronchiektasen, Bronchialkarzinom.

Symptome
Typische Pneumonie
- Schlagartiger Beginn mit hohem Fieber und Schüttelfrost
- Schmerzen durch Beteiligung der Pleura
- Husten mit rötlichem oder grünlich-gelbem Auswurf, ab dem 2. Krankheitstag: Atemnot, feuchte Rasselgeräusche
- Labor: BSG ↑, Leukozytose, Erreger in Sputum und Blutkultur nachweisbar
- Röntgen: dichte, abgrenzbare Verschattungen (Pneumokokken) oder viele verstreute Fleckschatten (Staphylokokken) sichtbar.

Atypische Pneumnoie
- Langsamer Beginn
- Meist nur leichtes Fieber
- Trockener Reizhusten.

Komplikationen
- Ateminsuffizienz
- Sepsis
- Organbeteiligung
- Meningitis
- Pleuraerguss, Lungenabszess, Pleuraempyem.

Therapie
- Antibiotika
- Allgemeine Maßnahmen zur Fiebersenkung
- Bettruhe, Atemgymnastik, Inhalation
- Sekretolytika
- Sauerstoffgabe.

2.8 Bronchiektasen

Irreversible Ausweitungen der Bronchien, meist als Bläschen oder Zylinder.

Ursachen
- Angeboren
- Chronische Bronchitiden oder andere Lungenerkrankungen.

Symptome
- Husten
- Massiver Auswurf von dreischichtigem Sputum mit maulvoller Expektoration
- Feuchte Rasselgeräusche bei der Auskultation
- Evtl. Fieber, Leukozytose.

Komplikationen
- Rippenfell- und Lungenentzündung
- Spontanpneumothorax
- Lungenabszess, Hirnabszess
- Sepsis
- Cor pulmonale.

Therapie
- Inhalation, Atemgymnastik, Vibrax®
- Dauertherapie: Antibiose nach Antibiogramm
- Chirurgische Therapie: Lungenteilresektion, Segmentresektion bei lokaler Abgrenzbarkeit
- Evtl. Lungentransplantation.

2.9 Bronchitis

Entzündung der Bronchialschleimhaut.

Akute Bronchitis

Ursachen
- Erkältung, z.B. durch Virus- oder Pilzinfektionen
- Im Rahmen einer anderen Grunderkrankung wie Masern
- Inhalative Reizstoffe wie Staub und Gase.

Symptome
- Starker Hustenreiz
- Muskel- und Gelenkschmerzen, Fieber, Kopfschmerzen
- Husten mit Auswurf, der zu Beginn zäh und später flüssiger ist.

Komplikationen
- Pneumonie
- Sekundäre bakterielle Infektionen.

Therapie
- Symptomatisch
- Allgemeine fiebersenkende Maßnahmen
- Expektorantien
- Antibiose nur bei eitrigem Sputum, z.B. bei rezidivierender Bronchitis oder Pneumoniegefahr.

Chronische Bronchitis

Husten und Auswurf in mindestens zwei aufeinander folgenden Jahren während mindestens drei Monaten pro Jahr.

Ursachen
- Rauchen
- Luftverschmutzung, inhalative Reizstoffe
- Allergien
- Virusinfektionen.

Symptome
- Husten, Auswurf
- Zunehmende respiratorische Insuffizienz, erschwerte Ausatmung, Belastungsdyspnoe
- Chronische Rechtsherzinsuffizienz mit Ausbildung eines Cor pulmonale
- Obstruktives Emphysem
- Tachykardie.

Diagnostik
- Bakteriologische Untersuchung des Sputums
- Lungenfunktionsprüfung
- Röntgen: Thorax
- Auskultation
- Ggf. BGA.

Komplikationen
- Broncho-Pneumonie
- Lungenabszess
- Pulmonale Hypertonie.

Therapie
- Auslösende Noxen ausschalten bzw. bekämpfen
- Antibiose nach Antibiogramm
- Vorhandene Infektionsquellen sanieren
- Bronchospasmolytische Behandlung mit Theophyllin, evtl. Sekretolytika
- Atemgymnastik, Inhalation.

2.10 Asthma bronchiale

Anfallsweise Atemnot, hervorgerufen durch reversible Atemwegsobstruktionen im Bereich der Bronchien, die auf verschiedene endogene oder exogene Reize überstark reagieren.
Status asthmaticus: schwerer Asthmaanfall, der trotz Behandlung länger als 6–12 Stunden andauert.

Ursachen
- Allergene, die über die Luft, den Magen-Darm-Trakt oder die Haut aufgenommen werden
- Medikamente wie Acetylsalicylsäure oder Rheumamittel
- Inhalationsgifte, z.B. Zigarettenrauch, Industriegase, Stäube, heiße oder kalte Dämpfe
- Körperliche Anstrengung, psychische Belastung
- Infektionen.

Einteilung
Allergisches Asthma
- Ig-E ↑, Allergietest ist positiv
- Familiäre Disposition
- Durch Kontakt mit Allergenen hervorgerufen.

Nicht-allergisches Asthma
Am häufigsten durch Infektionen der Atemwege hervorgerufen.

Symptom-Trias
- Spasmus der glatten Muskulatur in den Bronchien
- Ödeme der Schleimhaut in den Bronchien
- Sekretion eines zähen, glasigen Schleimes.

Symptome
- Anfallsartig auftretende, schwere Atemnot mit pfeifendem Atemgeräusch, anfangs reversibel
- Heftige Hustenattacken; Expektoration mit wenig zähem Sputum
- Verlängertes Expirium; Zyanose, Kaltschweißigkeit, Angst, Unruhe
- Tachykardie, RR-Amplitude ↓
- pCO_2 ↑, pO_2 ↓
- Fassförmiger Thorax, hypersonorer Klopfschall, tief stehende Lungengrenzen.

Komplikationen
- Obstruktives Lungenemphysem
- Respiratorische Insuffizienz
- Cor pulmonale.

Therapie
Allergisches Asthma
- Auslösende Stoffe vermeiden, evtl. Hyposensibilisierung
- Anfallsprophylaxe durch Kortikosteroide und Antihistaminika
- Regelmäßige Atemgymnastik
- Psychotherapie.

Akuter Anfall
- Sedierung
- Glukokortikoide verabreichen, aber nicht in Dauertherapie, da sonst schwere Nebenwirkungen auftreten können
- Bronchospasmolytika wie Theophyllin, β_2-Sympathomimetika wie Berotec® und Parasympatholytika verabreichen
- Sekretolytika (Bromuc®)
- Antibiose bei gleichzeitig bestehendem Infekt
- Kurzzeitige Sauerstoffgabe von 1–2 l für max. 10 Min.

2.11 Gastritis

Entzündung der Magenschleimhaut.

Akute Gastritis

Ursachen
- Nahrungsexzess, Gallenreflux
- Stress
- Alkohol, Nikotin, Medikamente wie Acetylsalicylsäure oder Phenylbutazon
- Traumen, OP's, Verbrennungen
- Säuren- bzw. Laugenverätzungen.

Symptome
- Übelkeit, Erbrechen
- Appetitlosigkeit
- Aufstoßen
- Druckgefühl im Oberbauch.

Therapie
- Schädigende Noxen ausschalten
- Vorübergehende Diät mit Tee, Zwieback, Haferschleim
- Wärme
- Evtl. Spasmolytika, Antiemetika, Antazida
- In der Regel kommt es nach 2–3 Wochen Behandlung zur Ausheilung.

Chronische Gastritis

Chronische Form der Magenschleimhautentzündung.

Einteilung

Typ A: Autoimmungastritis Es finden sich oft Autoantikörper gegen Belegzellen, seltener auch gegen Intrinsic factor.

Typ B: Bakterielle Gastritis Besiedlung mit Helibacter pylori.

Typ C: Chemisch-toxische Gastritis Durch Gallenreflux oder die Einnahme nichtsteroidaler Antiphlogistika.

Ursachen
- Autoimmunprozesse
- Alkohol
- Chronischer Verlauf der akuten Gastritis
- Duodenogastraler Reflux
- Autoantikörper gegen Parietalzellen der Magenschleimhaut → Mangel an Intrinsic factor → Vitamin B$_{12}$-Mangel-Anämie.

Symptome
- Uncharakteristisch
- Begleitende Anämie
- Evtl. Völlegefühl, Appetitlosigkeit, Übelkeit, Blähungen, Fettunverträglichkeit.

Diagnostik
- Gastroskopie mit Biopsie
- Zum Nachweis von Heliobacter pylori entsprechende Kultur anlegen.

Therapie
- 5–6 kleine Mahlzeiten pro Tag, dabei fette Speisen meiden
- Wärmeanwendung, Spasmolytika
- Noxen ausschalten
- Antibiotika, Protonenpumpenhemmer bei Typ B
- Vitamin B$_{12}$ parenteral verabreichen.

! Regelmäßig gastroskopische Untersuchung wegen erhöhtem Risiko eines Magenkarzinoms!

2.12 Magen- und Duodenalulzera

Umschriebener Defekt der Magen- oder Duodenalschleimhaut mit örtlichem Gewebeverlust.

Lokalisation
- Ulcus ventriculi: kleine Kurvatur, Antrum
- Ulcus duodeni: Vorderwand des Bulbus, ca. 1–2 cm hinter Pylorus.

2.12 Magen- und Duodenalulzera

Ursachen
- Arzneimittel: Antirheumatika, Acetylsalicylsäure, Kortikoide
- Stress → Mangeldurchblutung der Magenschleimhaut
- Schwerer Schock, Polytrauma, Sepsis
- **Chronisches Ulkus:** Gestörtes Gleichgewicht zwischen aggressiven Faktoren wie Salzsäure, Nikotin oder Alkohol und schützenden Faktoren wie Magenschleim oder guter Durchblutung. Als weiterer Faktor ist Helicobacter pylori wesentlich an der Entstehung der Ulkuskrankheit beteiligt.

Ursachentheorien
- Selbstzerstörung der Schleimhaut durch gestörte Zusammensetzung des schützenden Schleims
- Folge einer chronischen Gastritis durch Besiedlung mit Heliobacter pylori
- Durchblutungsstörung der Schleimhaut.

Prädisponierende Faktoren
- Psychosomatische Belastung
- Ernährungsgewohnheiten
- Leberzirrhose, Alkohol.

Symptome
- Schmerzen sofort nach dem Essen bei Ulcus ventriculi
- Nachtschmerz bzw. Nüchternschmerz bei Ulcus duodeni mit typischer Besserung nach der Nahrungsaufnahme
- Aufstoßen, Völlegefühl nach dem Essen, Übelkeit
- Unverträglichkeit von Getränken und Speisen, die die Säureproduktion anregen
- Druckschmerz zwischen Nabel und Sternumende bei Ulcus ventriculi
- Druckschmerz zwischen Nabel und rechtem Rippenbogen bei Ulcus duodeni.

Diagnostik
- ÖGD (= Ösophago-Gastro-Duodenoskopie; endoskopische Spiegelung) mit Biopsie, vorher Quick, PTT und Blutungszeit bestimmen
- MDP (= Magen-Darm-Passage; Röntgenkontrastuntersuchung).

Komplikationen
- Blutung
- Perforation
- Penetration
- Pylorusstenose
- Maligne Entartung beim chronischen Magenulkus, vor allem im Bereich des Korpus und des Pylorus.

Therapie
- Ziel: Säureblockung bzw. Hemmung der Säurebildung
- Leichte Diät: auf Kaffee, Alkohol und Nikotin verzichten.

Medikamente
- Antazida
- H_2-Blocker bei Salzsäure-Übersekretion
- Ulzerogene Medikamente wie Schmerzmittel meiden
- Schleimproduzierende Medikamente verabreichen
- Heliobacter pylori durch Antibiose bekämpfen.

Operativ
- Bei mechanischer Komplikation
- Bei Perforation oder Penetration
- Bei Blutungen.

2.13 Colitis ulcerosa

Unspezifische, meist chronisch rezidivierende entzündliche Erkrankung der Schleimhaut von Kolon und Rektum.
- Auftreten: 20.–30. Lebensjahr
- Beginnt im Rektum und breitet sich proximal aus
- Ursachen sind bislang unbekannt.

Evtl. Auslöser
- Familiäre Disposition
- Immunologische Faktoren
- Psychische Belastung.

Differentialdiagnosen
- Salmonellen- oder Shigelleninfektion
- Kolonkarzinom
- Ischämische Colitis
- Divertikulitis.

Symptome
- Bis zu 30 schleimig-blutige Durchfälle pro Tag
- Kolikartige Leibschmerzen, Tenesmen
- Fieber, BSG ↑, Gewichtsverlust
- Elektrolyt-Entgleisung.

Komplikationen
- Maligne Entartung
- Toxisches Megakolon
- Perforation mit Peritonitis
- Analabszesse, Analfisteln.

Therapie

- Ballaststoffarme, evtl. milchfreie, eiweiß-, kalorien- und elektrolytreiche Kost
- In schweren Fällen parenterale Ernährung zur Entlastung des Darms
- Medikamentös: Kortikosteroide, Azulfidine®, Salofalk®
- Konservativ: psychosomatische Behandlung
- Chirurgisch: Kolektomie bei toxischem Megakolon, Perforation und schweren, rezidivierenden Schüben.

2.14 Morbus CROHN

Unspezifische, abschnittsweise Entzündung des Magen-Darm-Traktes, die alle Bereiche vom Ösophagus bis zum Rektum befallen kann, vor allem aber im terminalen Ileum und Kolon vorkommt.

Ursache
Unbekannt; evtl. Autoimmunerkrankung.

Symptome
- Abdominelle, oft kolikartig nach dem Essen auftretende Schmerzen
- 3–6 Durchfälle pro Tag, selten blutig
- Subfebrile bis febrile Temperaturen
- Schmerzen im Bereich des rechten Unterbauches
- Gewichtsabnahme, BSG ↑, Begleitanämie.

Differentialdiagnosen
- Divertikulitis
- Bakterielle Infektionskrankheiten
- Appendizitis.

Diagnostik
- Röntgen-Kontrastdarstellung nach Selling
- Sonographie
- Koloskopie.

Komplikationen
- Tiefgreifende Entzündung durch alle Schichten des Darms mit segmentalem Befall
- Vor allem Fisteln und Abszesse im Bereich von Anus, Darm, Blase und Uterus
- Stenosen
- Selten: maligne Entartung oder Perforation.

Therapie
- Im akuten Stadium parenterale Ernährung
- Konservativ: abwechslungs-, kalorien- und eiweißreiche, schlackenarme Diät; Milch und Milchprodukte meiden
- Medikamentös: Kortikosteroide zur Eindämmung der Entzündung, Metronidazol gegen bakterielle Überwucherung, Azulfidine®, Salofalk®
- Psychosomatische Behandlung
- Chirurgisch: Resektion der befallenen Abschnitte bei ausgeprägter Fistelbildung, massiver Blutung und Versagen konservativer Behandlung.

2.15 Pankreatitis

Akute Pankreatitis

Plötzlich einsetzende Entzündung der Bauchspeicheldrüse. Interstitiell freigesetzte Enzyme bewirken Selbstandauung des Pankreas, exokrine und endokrine Organfunktionen bleiben jedoch erhalten.

Ursachen
- Mechanischer Verschluss der Pankreasgangmündung, z.B. bei Gallensteinen
- Alkoholabusus
- Bauch-OP's, Traumen
- Mumps, Störungen des Fettstoffwechsels, Hyperkalzämie
- Medikamente wie Diuretika
- Hyperparathyreoidismus.

Symptome
- Akuter Beginn mit heftigem Oberbauchschmerz, der in Rücken oder Schulter ausstrahlt
- Übelkeit, Erbrechen, Schockzeichen
- Meteorismus
- Paralytischer Ileus
- Lipase ↑, Amylase ↑
- Wichtig: Herzinfarkt ausschließen.

Komplikationen
- Hypovolämischer Schock mit Nierenversagen
- Gefäßrupturen
- Peritonitis
- Abszessbildung
- Pseudozysten
- Sepsis
- Verbrauchskoagulopathie.

Therapie
- Ziel: Ruhigstellung des Organs durch Vermeidung jeglichen Sekretionsreizes
- Bettruhe
- Absolute Nulldiät, Magensonde zur Entlastung
- Zentralen Zugang zur Flüssigkeitssubstitution und parenteralen Ernährung legen
- Analgesie
- Antibiose zur Vermeidung einer Zweitinfektion
- Ggf. Gallenstein entfernen.

Chronische Pankreatitis

Chronische Entzündung der Bauchspeicheldrüse, die zu einem fortschreitenden Funktionsverlust des Pankreas führt.

Ursachen
- Chronischer Alkoholabusus
- Idiopathisch.

Symptome
- Rezidivierender, nicht-kolikartiger Schmerz im Oberbauch
- Zeichen der Maldigestion: Fettstühle, Diarrhöe
- Lipase ↑, Amylase ↑, Bilirubin ↑
- Evtl. Ikterus
- Spätstadium: zusätzliche Funktionsstörungen des endokrinen Pankreasanteils mit Entwicklung eines Diabetes mellitus, Unterernährung und Hypovitaminose.

Therapie
- Absoluter Alkoholverzicht
- Mehrere kleine, fettarme und kohlenhydratreiche Mahlzeiten
- Pankreasenzyme verabreichen
- Insulintherapie
- Ggf. Schmerzbekämpfung.

2.16 Hepatitis

Meist virale Entzündung der Leber. Generell meldepflichtig bei Erkrankung und Tod.

Akute Hepatitis

Typen

Hepatitis A
- Erreger: Hepatitis A-Virus (HAV)
- Inkubationszeit: ~ 30 Tage
- Übertragung: fäkal-oral
- Infektiösität: bis 3 Wochen nach Krankheitsbeginn bzw. bis HAV im Stuhl verschwunden ist
- Lebenslange Immunität
- Prophylaxe durch aktive Immunisierung
- Keine chronischen Verläufe.

Hepatitis B
- Erreger: Hepatitis B-Virus (HBV)
- Inkubationszeit: 65–180 Tage
- Übertragung: parenteral, sexuell, perinatal
- Risikogruppen: Drogenabhängige, Bluter, Dialysepflichtige, Personen mit häufig wechselnden Sexualpartnern, Ärzte, Pflegekräfte
- Infektiösität: bis 3 Monate nach Krankheitsbeginn
- Komplikation: Rezidive mit Übergang in chronische Hepatitis und Leberzirrhose (10%)
- Prophylaxe durch aktive Immunisierung.

Hepatitis C
- »Posttransfusionshepatitis«
- Erreger: Hepatitis C-Virus (HCV)
- Inkubationszeit: bis 100 Tage
- Übertragung: parenteral, sexuell, perinatal.

Hepatitis D
- Erreger: δ-Virus (HDV)
- Infektionen kommen nur bei Personen vor, die bereits mit dem Hepatitis B-Virus infiziert sind
- Übertragung vorwiegend parenteral.

Hepatitis E
- Heilt in der Regel aus, kann aber in der Akutphase auch zum Tod führen
- Übertragung enteral
- Kommt in unseren Breiten nicht vor.

Symptome
- Übelkeit, Appetitlosigkeit, Brechreiz, Durchfall, Abgeschlagenheit
- Druckschmerz im rechten Oberbauch
- Muskel- und Gelenkschmerzen, Juckreiz
- Dunkelfärbung des Urins, acholischer Stuhl
- Ikterus
- Positiver Nachweis der Hepatitismarker, die Transaminasen (GPT, GOT) ↑.

Therapie
- Bettruhe
- Bei Hepatitis A: Isolierung
- Alkoholverzicht
- Leberschädigende Medikamente wie Östrogene und Antirheumatika meiden.

Passive Immunisierung
- Hepatitis A: humanes Immunglobulin bis 10 Tage nach der Infektion (Beriglobin®)
- Hepatitis B: Hyperimmunglobulin bis 12 Tage nach der Infektion (Aunativ®).

Aktive Immunisierung
- Hepatitis A: Havrix®
- Hepatitis B: Gen HB-Vax®.

Chronische Hepatitis

Eine nach 6 Monaten nicht ausgeheilte Leberentzündung.

Einteilung
- Chronisch persistierende Hepatitis
- Chronisch aktive Hepatitis
- Progrediente, oft mit schweren Schüben verlaufende Hepatitis nach B- oder C-Hepatitis oder Autoimmunerkrankungen.

Verlauf
70% gehen in eine Leberzirrhose über.

Therapie
- Absoluter Alkoholverzicht
- Keine leberschädigenden Medikamente
- Interferon zum Schutz gesunder Zellen vor Viren einnehmen.

2.17 Leberzirrhose

Diffuse, chronische Lebererkrankung mit fortschreitender, narbig-bindegewebiger Umwandlung des Lebergewebes.

Ursachen
- Alkoholabusus, Vergiftungen
- Hepatitis B, C oder D
- Stoffwechselerkrankungen, z.B. Eisenspeicherkrankheit
- Chronische Gallenwegserkrankungen.

Symptome
- Verminderte körperliche und geistige Leistungsfähigkeit
- Appetitlosigkeit, Völlegefühl, Meteorismus
- Albumin ↓, Prothrombin ↓
- Pfortaderhochdruck mit Ösophagusvarizen durch die Bildung eines Umgehungskreislaufs vom Magen zur Speiseröhre
- Aszites, Ikterus
- Leichte Anämie
- Abdominalglatze, Spider naevi, Petechien, Rötung der Handflächen und Fußsohlen
- Weißfleckenbildung an Armen und Gesäß
- Gynäkomastie, Menstruationsstörungen, Hodenatrophie.

Komplikationen
- Blutung der Ösophagusvarizen und Magenulzera
- Schädigung des ZNS durch Stoffe, die von der Leber nicht mehr entgiftet werden können, z.B. Ammoniak, bis hin zum Leberkoma
- Erhöhte Blutungsneigung.

Therapie
- Absoluter Alkoholverzicht
- Auf leberschädigende Medikamente verzichten
- Eiweißreiche und leichtverdauliche Kost, viele Vitamine
- Körperliche Schonung, geregeltes Leben
- Bei Eisenspeicherkrankheit: Aderlässe
- Ggf. Lebertransplantation bei primär biliärer Zirrhose.

2.18 Glomerulonephritis

Sammelbegriff verschiedener Nierenerkrankungen mit nicht bakteriell verursachten Entzündungen der Glomeruli.

Akute Glomerulonephritis

Ursachen

Ablagerung von im Blut zirkulierenden Antigen-Antikörper-Komplexen an den Glomeruli nach einem Streptokokkeninfekt wie Angina, Otitis media oder Nasennebenhöhlenentzündung.

Symptome
- 1–2 Wochen nach Streptokokkeninfekt erneutes Krankheitsgefühl
- Anti-Streptolysin-Titer ↑
- Hämaturie, Proteinurie, Oligurie
- Ziehende Schmerzen im Rücken
- Hypertonie, Übelkeit, Erbrechen, Kopfschmerzen
- Ödeme, vor allem morgendliche Lidödeme
- Ggf. Fieber.

Komplikationen
- Lungenödem, Hirnödem
- Herzversagen
- Chronische Niereninsuffizienz
- Übergang zur chronischen Glomerulonephritis.

Verlauf
- Komplette Frühheilung innerhalb weniger Wochen (80–90%)
- Fortbestehende Hämaturie und Proteinurie mit Übergang in chronisches Stadium
- Akute Lebensgefahr bei Komplikationen, z.B. Kreislauf-Dekompensation.

Therapie
- Bettruhe, körperliche Schonung
- Penicillin bei Streptokokkeninfekten
- Diät: eiweißarm, salzarm, flüssigkeitsreduziert
- Herdsanierung, z.B. Tonsillektomie, im krankheitsfreien Intervall.

Chronische Glomerulonephritis

Abakterielle, doppelseitige chronische Entzündung der Nierenrinde mit Befall der Glomeruli.

Ursache
- Oft ungeklärt
- Selten nicht ausgeheilte akute Glomerulonephritis oder immunologische Prozesse.

Symptome
- Zu Beginn oft milde Symptomatik, z.B. leichte Proteinurie, Mikrohämaturie, Hypertonie
- Diskrete Ödeme
- Nach einiger Zeit Übergang in chronische Urämie mit Übelkeit, Erbrechen, Anämie, Foetor urämicus, gesteigerte Azidoseatmung und Bewusstseinseintrübung (☞ 2.21).

Therapie
- Kausale Behandlung meist nicht möglich, lediglich eine symptomatische Therapie zur Vorbeugung von Komplikationen
- Körperliche Schonung, Infektprophylaxe
- Blutdruckregulierung
- Eiweißarme, kochsalzarme Diät
- Fortgeschrittenes Stadium: Hämodialyse, Nierentransplantation.

2.19 Pyelonephritis

Bakterielle Entzündung des Nierenbeckens, wobei fast immer das Nierengewebe mit betroffen ist.

Akute Pyelonephritis

Ursachen
- Harnabflusshindernisse
- Stoffwechselerkrankungen, z.B. Diabetes mellitus
- Schwangerschaft
- Nierensteine
- Vorausgegangene Zystitis.

Symptome
- Flankenschmerz und klopfschmerzhaftes Nierenlager
- Fieber, BSG ↑, Leukozytose
- Dysurie, Pollakisurie
- In schweren Fällen: Urosepsis, Pyonephrose
- Leukozyturie, Pyurie, Bakteriurie
- Kopfschmerzen.

Therapie
- Antibiose
- Auslösende Ursachen beseitigen
- Bettruhe.

Chronische Pyelonephritis

Chronisch-unspezifische Nierenbeckenentzündung mit narbiger Deformierung des Nierenkelchsystems.

Ursachen
- Fast immer Abflusshindernisse im Harntrakt, z.B. angeborene anatomische Besonderheiten wie Golflochostium
- Risikofaktor: Diabetes mellitus.

Symptome
- Schleichender Verlauf mit uncharakteristischen Symptomen wie Abgeschlagenheit, Kopfschmerzen, Übelkeit, Gewichtsabnahme und dumpfen Rückenschmerzen
- Häufig Anämie und BSG ↑
- Leukozyturie, Pyurie, Leukozytenzylinder
- Kultureller Bakteriennachweis im Urin.

Komplikationen
- Chronische Niereninsuffizienz bis hin zur Dialyse
- Renale Hypertonie
- Abszesse.

Therapie
- Gezielte Antibiose nach Blutkultur
- Abflusshindernis operativ beseitigen
- Komplikationen behandeln.

2.20 Akutes Nierenversagen

Akut auftretender Ausfall der Nierenfunktion mit Oligurie oder Anurie ohne vorbestehenden Nierenschaden. Meist liegt eine reversible, funktionelle Verminderung des Nephronfiltrats zugrunde, die zu einem Anstieg der harnpflichtigen Substanzen führt.

Ursachen

Prärenales Nierenversagen
- Nierendurchblutung sinkt infolge Schock oder Volumenmangel
- Intoxikation.

Renales Nierenversagen
- Nierenverletzungen
- Verschluss der Nierengefäße
- Intoxikation
- Glomerulonephritis
- Pyelonephritis.

Postrenales Nierenversagen
- Abflussbehinderung, z.B. doppelseitiger Harnleiterverschluss, Tumore.

Symptome
- Oligurie bis Anurie
- Anstieg der harnpflichtigen Substanzen (Kreatinin, Harnstoff)
- Ödembildung durch verminderte Wasserausscheidung
- Hyperkaliämie durch verminderte Kaliumausscheidung.

Verlauf
- Stadium der akuten Schädigung
- Stadium der Oligurie/Anurie
- Stadium der Polyurie
- Stadium der Restitution (= Wiederherstellung des ursprünglichen Zustandes).

Therapie
- Behebung der Primärerkrankung
- Diuretika, wenn keine Kontraindikationen vorliegen; Flüssigkeit bilanzieren, Elektrolyt- und Säure-Basen-Status kontrollieren
- Kaliumarme, hochkalorische Diät, parenteral mit essentiellen Aminosäuren unterstützt
- Infektionsprophylaxe
- Dialyse.

Komplikationen
- »Fluid lung« (Form des Lungenödems)
- Infektion
- Hyperkaliämie, ist lebensbedrohlich, da schwere Herzrhythmusstörungen bis hin zum Kammerflimmern und Herzstillstand auftreten können.

Urämie
- Entsteht nach 4–5 Tagen Anurie durch Anstieg der harnpflichtigen Substanzen im Blut
- Symptome: Schläfrigkeit bis zum Koma, Neigung zu Muskelkrämpfen, vertiefte Atmung, Appetitlosigkeit, Übelkeit, Foetor urämicus.

2.21 Chronische Niereninsuffizienz

Allmähliche Einschränkung der Nierenfunktion infolge zunehmenden Ausfalls von funktionstüchtigem Nierengewebe. Keine Krankheit, lediglich ein Syndrom mit verschiedenen Ursachen.

Ursachen
- Glomerulonephritis, chronische Pyelonephritis bei Kindern
- Zystenniere, Nierentuberkulose
- Diabetische Nephropathie
- Gicht
- Phenacitin (Schmerzmittel), Goldpräparate.

Verlauf

Stadium 1: Volle Kompensation Leichte Einschränkung der Leistungsbreite der Niere bei normalen Retentionswerten.

Stadium 2: Stadium der kompensierten Retention Symptomlose Einschränkung der Nierenfunktion mit Erhöhung der Serumkonzentration an Kreatinin und Harnstoff.

Stadium 3: Stadium der dekompensierten Retention Fortschreitende Retention harnpflichtiger Substanzen und beginnende Urämie.

Stadium 4: Terminales Stadium = Urämie Fortgeschrittene Niereninsuffizienz mit ausgeprägter Urämiesymptomatik durch stark erhöhtes Serum-Kreatinin bis hin zum Coma uraemicum.

Symptome
- Müdigkeit, Leistungsschwäche, Durst, Übelkeit, Erbrechen, Kopfschmerzen
- Begleitgastritis
- Blässe durch Anämie wegen verminderter Bildung von Erythropoetin
- Hypertonie
- Ödeme
- Schmutzig gelb-graue, schuppende, trockene Haut durch Ablagerung des Harnfarbstoffs
- Anstieg harnpflichtiger Substanzen im Blut
- Knochenveränderungen durch gestörten Phosphor- und Kalziumhaushalt
- Periphere Neuropathie
- Erhöhte Infektanfälligkeit
- Blutungsneigung
- Bewusstseinsstörungen
- Renale Azidose, Kussmaulatmung, Foetor uraemicus.

Therapie
- Ausreichend Flüssigkeit zuführen und Diuresesteigerung zur Harnstoffausscheidung bei Stadium 1–3
- Diät: eiweißarm, kochsalzarm bei Hypertonie, kaliumarm bei Hyperkaliämie
- Vorsichtige Dosierung von Medikamenten, die vorwiegend über die Niere ausgeschieden werden, z.B. Antibiotika, Digitalis
- Rechtzeitige Shuntanlage
- Evtl. Dialyse
- Ggf. Erythrozyten-Konzentrate, Kalzium und Vitamine zuführen.

2.22 Grundlagen der Dialysebehandlung

- Blutwäsche/Blutreinigung erfolgt durch eine semipermeable Membran, über die mittels Diffusion die harnpflichtigen Substanzen entzogen werden
- Wasserentzug durch osmotisches oder physikalisches Druckgefälle vom Blut zum Dialysat nennt man »Ultrafiltration«
- Ziel: Wasserausscheidung, Ausscheidung von harnpflichtigen Substanzen und Steuerung des Elektrolyt- und Säure-Basen-Haushalts.

Verfahren
- Hämodialyse, Hämofiltration: Reinigung des Blutes außerhalb des Körpers
- CAPD (= kontinuierliche ambulante Peritonealdialyse), CCPD (= kontinuierliche zyklische Peritonealdialyse): Reinigung des Blutes innerhalb des Körpers, wobei das Peritoneum als semipermeable Membran dient
- CVVH (= kontinuierliche veno-venöse Hämofiltration): 24 Stunden; schonend; keine großen Schwankungen im Stoffwechsel; über Sheldon-Katheter in V. cava
- CAVH (= kontinuierliche arterio-venöse Hämofiltration): unterstützt durch physiologisches Druckgefälle zwischen Venen und Arterien.

3 Krankheitslehre Chirurgie

3.1 Chirurgische Infektionslehre

Sepsis

Allgemeininfektion mit schweren Krankheitserscheinungen, wobei die Blutbahn mit Erregern oder deren Toxinen überschwemmt wird.

Erreger
- Bakterien
- Viren
- Parasiten, Würmer
- Pilze.

Symptome
- Hohes intermittierendes Fieber, Schüttelfrost
- Grau-blasse, evtl. marmorierte Haut; petechiale Hautblutungen infolge Bakterienembolien
- Bewusstseinseintrübung, Verwirrtheit
- Hyperventilation, Tachykardie, Blutdruckabfall, Blässe, Zyanose
- Splenomegalie.

Diagnostik
- Anamnese
- Blutkultur, Urinkultur, Urin-Stix
- Ggf. Wundabstrich
- DK-Spitze, ZVK-Spitze bakteriologisch untersuchen lassen
- Labor: Blutbild, BSG, Quick, PTT, Fibrinogen
- Sonographie: Harnstau? Cholestase? Milz? Metastasen? Abszesse?
- Röntgenthorax: Pneumonie? Lungenabszess?

Komplikationen
- Septische Herde an Meningen (Meningitis), Lunge, Herz, Nieren, Gelenken und Knochen (Osteomyelitis)
- Septischer Schock.

Therapie
- Bettruhe
- Antibiose
- Herz-Kreislauf-Unterstützung

- Ggf. Wundtoilette
- Diurese.

Abszess

Eitrige Einschmelzung eines durch eine bindegewebige Membran umschlossenen Infektionsherdes (meist Staphylokokken) in einer nicht präformierten Körperhöhle.

Symptome
- Rötung (Rubor)
- Schwellung (Tumor)
- Schmerzen (Dolor)
- Lokale Überwärmung (Calor)
- Fluktuation
- Evtl. Fieber, BSG ↑.

Therapie
- OP: Inzision, evtl. mit Drainage
  - Salbenverband, Schienenverband, täglich Verbandwechsel
- Konservativ bei entzündlichen Infiltraten ohne eitrige Einschmelzung
  - Ruhigstellung
  - Feuchtkalte Umschläge
  - Antibiotische Salbenverbände.

Empyem

Eiteransammlung in einer präformierten Körperhöhle wie Gelenke, Gallenblase oder Pleurahöhle.

Symptome
- Fieber, Schwäche, reduzierter Allgemeinzustand
- Klopfende Schmerzen im betroffenen Gebiet
- Lokale Rötung, Schwellung und Überwärmung.

Therapie
- Chirurgische Eröffnung und Drainage
- Systemische Antibiose.

Phlegmone

Diffuse, flächenhafte Hautinfektion zwischen Kutis und Subkutis, meist durch Streptokokken.
Lokalisation: Hand, Hals, Unterarm, Vorfuß.

Symptome
- Flächenhafte, unscharf begrenzte Rötung
- Schwellung, lokale Überwärmung
- Fieber
- Funktionseinschränkung.

Therapie
- Hochlagerung, Ruhigstellung
- Antiseptische Umschläge mit Rivanol
- Antibiose
- Evtl. operative Eröffnung.

Komplikationen
- Abszedierung
- Lymphangitis
- Sepsis.

3.2 Allgemeine Unfallchirurgie

Einteilung der Frakturen

Verlauf der Frakturlinie
- Querfraktur
- Schrägfraktur
- Defektfraktur.

Entstehungsmechanismus
- Direktes Trauma: Schlag, Stoß, Tritt
- Indirektes Trauma: Biegung, Stauchung, Drehung
- Spontanfraktur eines z.B. durch ein Plasmozytom oder durch Osteoporose pathologisch veränderten Knochens
- Ermüdungsfraktur eines gesunden Knochens nach längerer, chronischer Überbeanspruchung: Marschfraktur, Schipperfraktur.

Art der Gewalteinwirkung
- Torsionsbruch durch Drehung, charakteristisch ist die spiralförmige Frakturlinie
- Kompressionsfraktur durch Stauchung, z.B. der Wirbelkörper
- Biegungsfraktur durch Druck auf eine Längsseite des Knochens
- Abrissfraktur durch Zug: ein Knochenstück wird – meist am Ansatz von Muskeln – abgerissen.

Stellung der Fragmentstücke
- Fraktur ohne Dislokation
- Fraktur mit Dislokation
  - Seitverschiebung
  - Längsverschiebung
  - Achsenknickung
  - Drehfehler.

Zahl der Fragmente
- Einfache Fraktur bei 2 Fragmenten
- Mehrfragmentbruch mit 3–6 Fragmenten
- Trümmerfraktur bei mehr als 6 Fragmenten.

Weichteil- und Hautbeteiligung: Einteilung offener Frakturen
- Grad I: Durchspießung der Haut von innen nach außen
- Grad II: Hautverletzung von außen nach innen mit geringem Weichteilschaden
- Grad III: ausgedehnter Weichteilschaden mit Gefäß- und Nervenschäden
- Grad IV: totale oder subtotale Amputation.

Symptome
Unsichere Frakturzeichen
- Schwellung
- Schmerzen
- Functio laesa
- Hämatom.

Sichere Frakturzeichen
- Sichtbare Fragmente
- Auffällige Fehlstellung
- Krepitation
- Abnorme Beweglichkeit.

Komplikationen
- Infektion, Osteomyelitis
- Starker Blutverlust, Schock
- Verletzungen von inneren Organen, Gefäßen und Nerven durch Knochenstücke
- Gelenkversteifung, Muskelatrophie, Dystrophien
- Achsenfehlstellung, Refraktur
- Kompartmentsyndrom (= schmerzhafte muskulöse Bewegungseinschränkung mit Parästhesie, verursacht durch Mikrozirkulationsstörungen bei erhöhtem Gewebedruck innerhalb der Faszienloge).

Allgemeine Therapieprinzipien
- Frühzeitige Reposition, Retention (ggf. operativ = Osteosynthese ☞ 3.3), Mobilisation, Rehabilitation und Volumensubstitution
- Tetanusprophylaxe bei offenen Begleitverletzungen
- Antibiotikaprophylaxe bei Grad II und III.

Erste Hilfe am Unfallort
- Atemwege freimachen: Kopf überstrecken, Unterkiefer nach vorn oben ziehen, evtl. vorhandene Fremdkörper entfernen
- Beatmung: Mund-zu-Nase; frühzeitige Intubation
- Zirkulation: Herzdruckmassage bei Herzstillstand
- Medikamente: venösen Zugang legen, Volumen substituieren; Atropin® bei Bradykardie, Adrenalin® bei Herzstillstand, Lidocain® bei Rhythmusstörungen verabreichen.

3.3 Osteosynthese

Die Frakturstücke werden operativ durch Platten, Schrauben usw. wieder zusammengefügt.

Indikationen
- Frakturen, die erfahrungsgemäß auf konservativem Weg nicht knöchern verheilen können
- Dislozierte Gelenkfrakturen, die sich geschlossen nicht exakt reponieren lassen
- Schaftfrakturen, die durch Osteosynthese rascher und sicherer heilen
- Offene Frakturen
- Geschlossene Frakturen, die durch Gefäß- oder Nervenverletzung, Druck auf das Rückenmark oder ein Kompartmentsyndrom verkompliziert sind
- Frakturen im hohen Lebensalter, die bei konservativem Vorgehen eine riskante Immobilität des geriatrischen Patienten bedingen würden
- Pathologische Frakturen.

Maßnahmen
- Schraubenosteosynthese: Kortikalisschrauben, Spongiosaschrauben
- Plattenosteosynthese: Kompressionsplatte, Winkelplatte
- Dynamische Hüftschraube (DHS), Dynamische Kondylenschraube

- Marknagelosteosynthese: KÜNTSCHERnagel, Verriegelungsnagel
- Spickdrahtosteosynthese: KIRSCHNERdrahtfixation
- Fixateursysteme: Fixateur externe, Fixateur interne.

Vorteile
- Die Frakturen sind besser zu reponieren
- Eine anatomische Rekonstruktion von Gelenkflächen wird möglich
- Die Fragmente können bewegungs- oder sogar übungsstabil fixiert werden.

Nachteile
- OP- und Narkoserisiko
- Zusätzliche Durchblutungsgefährdung der Fragmente
- Risiko einer postoperativen Infektion.

3.4 Schock

Plötzliches Kreislaufversagen, bei dem es zu einer kritischen Verminderung der Mikrozirkulation kommt; die Mangeldurchblutung des Gewebes kann zum Zelluntergang führen.

Arten

Hypovolämischer Schock
- Das Blut- und Flüssigkeitsvolumen nimmt durch schwere Blutungen, ausgedehnte Verbrennungen, starkes Erbrechen oder Durchfälle ab
- Am häufigsten in der Chirurgie ist der durch starke Blutungen verursachte hypovolämische Schock.

Kardiogener Schock
- Das Herzzeitvolumen vermindert sich plötzlich bei Herzinfarkt, Herzinsuffizienz, Arrhythmien oder Myokarditis
- Die Pumpleistung des Herzens lässt nach, wodurch der Kreislauf nicht mehr aufrecht erhalten werden kann.

Septischer Schock
- Durch Keimzerfall ausgelöster Schock bei schweren Infektionen
- Die peripheren Gefäße werden weit gestellt, wodurch das Blutvolumen versackt und es so zu einem relativen Volumenmangel kommt.

Anaphylaktischer bzw. endokriner Schock
- Durch eine allergische Reaktion bedingter Schock
- Durch Kontrastmittel, Bienen- oder Wespengift, Blütenstaub (selten), Bluttransfusionen oder die Dysregulation

von Schilddrüse oder Nebenschilddrüse kommt es zu einer pathologischen Kreislaufsituation mit Weitstellung der Gefäße.

Neurogener Schock
- Durch ein Schädel-Hirn-Trauma oder eine Vergiftung kommt es zum Ausfall des zentralen Kreislauf-Regulationsmechanismus.

Symptome
- Innere Unruhe, Kältegefühl, kalter Schweiß
- Pulsfrequenz ↑↑, Blutdruck ↓↓
- Schockindex = Puls : RR_{sys}; bei > 1 besteht Schockgefahr
- Extremitätenzyanose
- Verminderte Urinausscheidung, Durstgefühl
- Flache, schnelle Atmung.

Therapie
- Flachlagerung mit erhöhten Beinen
- Herzbettlagerung beim kardiogenen Schock: Oberkörper aufgerichtet, Füße gesenkt
- Volumen durch Infusionen zuführen, Wasser und Elektrolyte ersetzen
- Sauerstoff verabreichen
- Kreislaufaktive Substanzen geben
- Kortikoide beim anaphylaktischen Schock verabreichen
- Heparinisierung zur Prophylaxe von Gerinnungsstörungen
- Medikamentöse Pufferung des Blut-pH-Wertes.

Prognose
- Hängt von der Schwere der auslösenden Ursache und vom Zeitpunkt der Behandlung ab.

> ! Jeder Schock bedeutet Lebensgefahr!

3.5 Polytrauma

Gleichzeitige Verletzung mehrerer Körperregionen oder Organsysteme, wobei eine oder die Kombination mehrerer Verletzungen lebensbedrohlich ist.

Ursache
- Meist Verkehrsunfälle.

Symptome
- Schocklunge mit akutem Lungenversagen
- Schockniere mit Anurie
- Stoffwechsel und Elektrolythaushalt entgleisen
- Evtl. innere Blutungen, Schädel-Hirn-Trauma
- Evtl. Pneumothorax.

Therapie
- Reihenfolge: Überleben durch Sichern der Vitalfunktionen gewährleisten, Extremitäten erhalten, Funktion der Extremitäten sicherstellen
- Atemwege freimachen und sichern; evtl. Intubation und Beatmung
- Schockbekämpfung: Zugänge legen, rasche Volumensubstitution
- Analgesie, Sedierung.

3.6 Verletzungen von Schädel und Gehirn

Schädelfraktur

Fraktur von Schädelkalotte oder -basis.

Symptome
- Frakturlinien im Röntgenbild
- Bei Schädelbasisbruch: Brillenhämatom
- Bewusstseinsstörung
- Schmerzen.

Therapie
- Bettruhe
- Beobachtung wegen Blutungsgefahr
- Osteosynthese.

Schädel-Hirn-Trauma

Schädelverletzung mit Gehirnbeteiligung.

Schweregrade
- SHT I°: Bewusstlosigkeit bis zu 5 Minuten
- SHT II°: Bewusstlosigkeit von 5–30 Minuten
- SHT III°: Bewusstlosigkeit länger als 30 Minuten und bleibende neurologische Schäden.

Symptome
- Kopfschmerzen, Übelkeit, Erbrechen
- Bewusstseinsstörung
- Amnesie

- Neurologische Ausfälle, Krampfanfälle
- Schädelfraktur
- Liquorfluss aus Nase oder Ohren bei offenem SHT.

Therapie
- Überwachung der Vitalfunktionen und neurologischen Funktionen
- Bettruhe mit Oberkörperhochlagerung
- Hirnödemprophylaxe.

Commotio cerebri

Gehirnerschütterung; voll reversible funktionelle Hirnschädigung ohne Verletzung von Hirngewebe (SHT I°).

Symptome
- Übelkeit, Erbrechen, Kopfschmerz, Schwindel
- Kurzzeitige Bewusstlosigkeit
- Retrograde Amnesie
- Nystagmus (Augenzittern).

Therapie
- Bettruhe
- Stationäre Überwachung.

Contusio cerebri

Hirnprellung; traumatische Verletzung von Hirngewebe mit möglicherweise bleibenden Schäden (SHT II und III°).

Symptome
- Bewusstlosigkeit von mehr als 30 Minuten
- Erbrechen
- Neurologische Herdsymptome
- Atem-, Kreislauf- und Temperaturregulationsstörungen
- Wesensveränderung
- Intellektuelle Leistungsschwäche
- Ggf. Hirndruckzeichen.

Therapie
- Bettruhe, 30° Oberkörperhochlagerung
- Gegenüber Umweltreizen abschirmen
- Neurologischen Status überwachen
- Therapie evtl. auftretender Komplikationen, z.B. bei Hirnödem Lasix® geben
- CT.

Compressio cerebri

Hirnquetschung mit intrakraniellen Blutungen.

Symptome

- Bei 50% typischer 3-Phasen-Verlauf:
  - Initiale Bewusstlosigkeit, die Sekunden bis Minuten andauern kann
  - Beschwerdefreies Intervall von 3–6 Stunden
  - Erneute Bewusstlosigkeit mit Pupillenerweiterung, Herdsymptomatik, Druckpuls und Hirndrucksymptomen.

Therapie

- Druckentlastung durch Trepanation und Hämatomausräumung
- Symptomatisch: Kreislauf stabilisieren, beatmen.

3.7 Verbrennungen, Verbrennungskrankheit

Gewebeschädigung durch Hitze oder ionisierende Strahlung.

Verbrennungsgrade

Grad I

- Rötung, Schwellung, Schmerz
- Epidermale Schädigung
- Heilt ohne Narbenbildung.

Grad II

- Rötung, Schwellung, Schmerz, Blasen mit rotem Grund
- Schädigung der Epidermis, erhaltene Basalzellen, Teile des Korium sind betroffen
- Heilt je nach Tiefenausdehnung mit oder ohne Narbenbildung.

Grad III

- Nekrose der Haut und Hautanhangsgebilde (Verkohlung)
- Schmerzrezeptoren sind zerstört
- Evtl. Muskel bis hin zum Knochen mitbetroffen
- Sehr auffällige, unförmige Narben.

Ausmaß

- Neuner-Regel für Erwachsene zur Berechnung der Anteile der verbrannten Hautareale an der gesamten Körperoberfläche: 1 Arm je 9%, 1 Bein je 18%, Rumpf vorne und hinten je 18%, Kopf 9%, Handfläche je 1%
- Handflächen-Regel: 1 Patientenhandfläche entspricht 1% der Körperoberfläche.

Prognose
- Abhängig von
  - Verletzungstiefe und -ausdehnung
  - Alter
  - Begleiterkrankungen und -verletzungen
  - Ausmaß der Verbrennungskrankheit.

Verbrennungskrankheit

Kleinere Verbrennungen machen außer Schmerzen keine wesentlichen Symptome; Verbrennungen mit einer Ausdehnung > 20 % der Körperoberfläche führen zur Beteiligung des ganzen Organismus mit der sog. Verbrennungskrankheit, die sich nach 2–3 Tagen voll ausbildet.

Ursachen
- Massiver Verlust von Flüssigkeit und Eiweiß über die geschädigte Haut
- Toxine werden aus dem zerstörten Gewebe freigesetzt und gelangen in die Blutbahn.

Phasen

Schock
- Der massive Verlust von Flüssigkeit, Elektrolyten und Eiweiß bewirkt eine Hypovolämie
- Ödembildung
- Gewebeazidose
- Hormonelle Gegenregulation durch die Stresshormone Adrenalin und Noradrenalin.

Intoxikation
- Verbrennungstoxine entstehen als Zerfallsprodukte der Eiweiße
- Nieren, Leber und Erythrozyten werden geschädigt
- Hypervolämie durch Rückresorption der Gewebsödeme
- Katabole Stoffwechsellage durch Energiedefizit
- Erhöhte Gefahr der Keimansiedlung durch gestörte Immunabwehr.

Reparation
- Infektionen können auftreten
- Evtl. Sepsis oder Stressulzera
- Ausgedehnte Narbenbildung.

Symptome
- Zum Teil lebensbedrohlicher Schock
- Hirnödem kann sich bilden
- Kontinuierlich sich verschlechternder Allgemeinzustand
- Erhöhte Temperaturen bis hin zur Sepsis
- Nach der Akutphase: Neigung zu Sekundärinfektionen, Stressulzera, Keloidnarbenbildung.

Therapie
- Am Unfallort: Verbrennungswunde sofort kühlen, z.B. mit Leitungswasser; Infusion anlegen, Analgetika verabreichen, Kreislauf stabilisieren
- Klinik: offene Wundbehandlung und Salbenauflagen, verkohlte und nekrotische Hautbezirke abtragen, bei größeren Defekten plastische Deckung
- Infusionstherapie, Analgetika, Antibiotika
- Patienten isoliert bei einer Raumtemperatur von 30–36°C und einer Luftfeuchtigkeit von 20–40% unterbringen.

Komplikationen
- Neigung zu Wundinfektionen
- Narbenhypertrophie mit zum Teil entstellenden Narben
- Kontrakturen.

3.8 Thoraxverletzungen

Rippenfraktur

- Einzelne Rippenfrakturen sind häufig und harmlos
- Heilen in der Regel in 4–6 Wochen ab
- Schmerz– und Atemtherapie zur Pneumonieprophylaxe.

Rippenserienfraktur

Bruch von mehr als drei benachbarten Rippen.
- Kann zum »instabilen Thorax« mit erheblicher Ateminsuffizienz und »paradoxer Atmung« führen
- Die Gefahr eines Pneumothorax ist durch einspießende Rippenteile gegeben, evtl. kommt es zur Bildung eines Hämato-Pneumo-Thorax oder Spannungspneumothorax.

Therapie
- Ggf. Fraktur durch Intubation und Beatmung stabilisieren
- Schmerz- und Atemtherapie zur Pneumonieprophylaxe.

Ventilpneumothorax = Spannungspneumothorax

Luft dringt von außen oder innen in den Pleuraspalt ein, kann aber nicht mehr hinausströmen, weil ein Gewebelappen den Defekt bei der Ausatmung wie ein Ventil verschließt. Der Spannungspneumothorax kann als lebensbedrohliche Komplikation jeder Pneumothoraxform auftreten.

Symptome
- Zyanose
- Dyspnoe
- Atemabhängige Schmerzen bei Rippenfrakturen
- Massive Verdrängung der Lunge mit Lungenkollaps
- Mediastinum, Zwerchfell und die großen Gefäße werden verdrängt, wodurch eine Kreislaufinsuffizienz auftreten kann.

Therapie
- Pleuraraum zur Druckentlastung sofort punktieren und somit in einen einfachen Pneumothorax umwandeln
- Thorax-Saug-Drainage anlegen.

Hämatothorax

Blutung in die Pleurahöhle nach einem Trauma, einer Gefäßpunktion (V. subclavia) oder selten spontan.

Therapie
- BÜLAU-Saugdrainage anlegen und Blut absaugen
- Bei konstanten, unstillbaren Blutungen: Thorakotomie mit chirurgischer Blutstillung.

3.9 Beckentrauma

Gefahr: Verletzung von Blase und Harnröhre, Darm und großen Gefäßen, die zu starken Blutungen führen kann.

Arten
- Beckenringfraktur
- Beckenrandfraktur, Kreuzbeinfraktur
- Azetabulumfraktur.

Symptome
- Starke Schmerzen
- Prellmarken, Schwellung
- Bei Beckenringfrakturen kommt es häufig zu Begleitverletzungen der Weichteile, z.B. Harnröhrenabriss, Harnblasenruptur
- Schockzeichen bei Beckenringfraktur
- Beinverkürzung.

Therapie
- Anfangs Bettruhe
- Konservativ durch Frühmobilisierung
- Evtl. operative Fixierung
- Begleitverletzungen entsprechend versorgen.

3.10 Bronchialkarzinom

Lungenkarzinom mit Ursprung im Bronchialbaum. Häufigste zum Tode führende Krebserkrankung bei Männern, häufigste bösartige Erkrankung in den westlichen Ländern.

Ursachen
- Zigaretten rauchen, Industrie- und Verkehrsabgase, Asbeststaub
- Radioaktive Strahlung
- Chronische Bronchitiden
- Familiäre Disposition.

Symptome
- Im Frühstadium praktisch symptomlos, oft ein Zufallsbefund
- Hartnäckiger Reizhusten (75%), lang andauernde »Erkältung«
- Brustschmerzen
- Atemnot, häufige Infekte, Heiserkeit
- Später: blutiger Auswurf, Pleuraergüsse, Fieber, Nachtschweiß, Atelektasen, Appetitlosigkeit, Gewichtsverlust, BSG-Erhöhung, Metastasierung in Gehirn und Knochen.

Diagnostik
- Röntgenthorax
- CT: operabel? Lymphknotenbefall?
- Seitengetrennte Lungenfunktionsprüfung
- Bronchoskopie mit Histologie
- Staging (= Zuordnung in die TNM-Klassifikation).

Therapie
- OP: Lobektomie, Pneumektomie oder Segmentresektion
- Bestrahlung als palliative Maßnahme
- Chemotherapie.

3.11 Erkrankungen der Schilddrüse

Struma

Nicht entzündliche Vergrößerung der Schilddrüse.

Größeneinteilung nach WHO
- Ia: Schilddrüse ist nur palpierbar, bei Reklination des Kopfes nicht sichtbar
- Ib: Schilddrüse ist palpierbar, aber nur bei Reklination des Kopfes sichtbar
- II: Schilddrüse ist sicht- und palpierbar, auch bei normaler Kopfhaltung
- III: Schilddrüse auf Distanz sichtbar, evtl. retrosternal gewachsen, Einflussstauung und Tracheaeinengung.

Einteilung nach Stoffwechsellage
- Euthyreote Struma: Vergrößerung bei regelrechter Stoffwechsellage
- Hyperthyreote Struma: Vergrößerung mit Schilddrüsenüberfunktion
- Hypothyreote Struma: Vergrößerung mit Schilddrüsenunterfunktion

Diagnostik
- Anamnese
- Palpation
- Labor: T3, T4, TSH basal
- TRH-Test
- Szintigraphie: kalter Knoten ist karzinomverdächtig
- Sonographie mit Feinnadelbiopsie
- Ösophagusbreischluck
- Kehlkopfspiegelung.

Hyperthyreose

Überfunktion der Schilddrüse mit gesteigerter Produktion von Schilddrüsenhormonen auf Grund autonomer Knoten oder eines M. BASEDOW.

Symptome
- Gesteigerte Nervosität, Durchfall, Schweißausbrüche, feuchtwarme Haut
- Tachykardie
- Gewichtsabnahme trotz Heißhunger, da der Stoffwechsel erhöht ist
- Wärmeintoleranz
- Haarausfall

- Fingertremor
- Evtl. Struma
- Exophthalmus bei M. BASEDOW.

Therapie
- M. BASEDOW:
  - Zunächst konservativ mit Thyreostatika (= Medikamente, die die Synthese der Schilddrüsenhormone blockieren)
  - OP bei großer Struma mit Einengung der Trachea, erfolgloser medikamentöser Therapie oder schwerer Hyperthyreose mit Exophthalmus; häufige Komplikation: Rekurrensparese
  - Radiojodtherapie bei Inoperabilität oder starken Nebenwirkungen der Medikamente
  - Thyroxin substituieren
- Subtotale Schilddrüsenresektion oder Enukleation bei autonomen Adenomen.

Thyreotoxische Krise

Lebensbedrohliche Verschlechterung einer bestehenden Hyperthyreose innerhalb von Stunden oder Tagen mit einer Sterblichkeit von bis zu 50%.

Ursachen
- Hohe Jodgaben bei nicht erkannter Hyperthyreose
- Infekte, Sepsis
- OP-Stress bei bestehender Hyperthyreose.

Symptome
- Extreme Tachykardie mit Herzrhythmusstörungen
- Fieber bis 41°C, Schweißneigung
- Erbrechen, Durchfälle, Muskelschwäche
- Desorientierung bis hin zum Koma.

Therapie
- Thyreostatika i.v. verabreichen
- Lithium, um die Hormonausschüttung zu stoppen
- Kortikoide
- β-Rezeptorenblocker, um die Herzfrequenz zu senken
- Wasser- und Elektrolytausgleich.

Maligne Erkrankungen der Schilddrüse

0,1% aller Schilddrüsenerkrankungen sind bösartig.

Arten
- Papilläres Karzinom: beste Prognose, Rezidivrate gering, oft Zufallsbefund
- Follikuläres Karzinom: Therapie durch Resektion und Radiatio
- Anaplastisches Karzinom: sehr schlechte Prognose, verläuft fast immer tödlich, Radiatio als palliatives Mittel möglich.

Symptome
- Schmerzlose, derbe Knoten
- Heiserkeit, Schluckstörungen
- Hals-, Ohren- und Hinterhauptschmerzen
- Oft kalter Knoten im Szintigramm.

Therapie
- Möglichst frühzeitige und totale Entfernung des gesamten Schilddrüsengewebes mit Kapsel und evtl. auch Halslymphknoten
- Bei Metastasen: begleitende Radiojodtherapie und Radiatio.

3.12 Erkrankungen der Nebenschilddrüse

Hyperparathyreoidismus

Erkrankung der Nebenschilddrüsen mit vermehrter, unkontrollierter Ausschüttung von Parathormon.

Ursachen
- Primär: Adenome (= gutartige Tumore mit eigenständiger Hormonproduktion), Überfunktion der Epithelkörperchen, selten Karzinome
- Sekundär: Abfall des Kalziumspiegels durch Vitamin-D-Mangel bei Niereninsuffizienz oder durch gestörte Resorption im Darm.

Symptome
- Bestimmt durch die vermehrte Kalziumfreisetzung aus den Knochen und dem somit erhöhten Kalziumspiegel im Blut:
  – Nierensteine, Verkalkung des Nierengewebes, Gallensteine
  – Aufgelockerte Knochenstrukturen, Knochenzysten mit erhöhter Brüchigkeit, Knochenschmerzen
- Appetitlosigkeit, Erbrechen, Übelkeit, rasche Ermüdbarkeit, Muskelschwäche
- Magen-Darm-Ulzera
- Rezidivierende Pankreatitiden.

Therapie
- Grundleiden behandeln und Kalzium oral zuführen bei sekundärer Überfunktion der Nebenschilddrüsen
- Betroffene Epithelkörperchen operativ entfernen
- Totale Entfernung der Epithelkörperchen und Transplantation eines Epithelkörperchens in die Unterarmmuskulatur, damit bei einem Rezidiv nicht erneut mit der Gefahr einer Rekurrensparese operiert werden muss.

3.13 Ösophaguserkrankungen

Ösophageale Dysphagie

Gestörter Schluckakt durch eine Passagehemmung im Ösophagus. Leitsymptom der Ösophaguserkrankungen.

Ursachen
- Ösophaguskarzinom (häufigste Ursache)
- Fremdkörper, Divertikel, Narbenverwachsungen
- Entzündungen des Ösophagus
- Selten Achalasie oder anatomische Besonderheiten.

Ösophagusdivertikel

Umschriebene Ausstülpung der Speiseröhrenwand.

Arten
- Pulsionsdivertikel: die Ösophagus-Mukosa wird durch eine Muskellücke der umgebenden Ringmuskelschicht als Folge einer intraluminalen Druckerhöhung ausgestülpt; entsteht durch Druck von innen
- Traktionsdivertikel: Ausbuchtung der gesamten Ösophaguswand aufgrund einer Fehlbildung oder narbigen Veränderung; entsteht durch Zug von außen.

Symptome
- Dysphagie
- Mundgeruch
- Retrosternaler Schmerz
- Regurgitation unverdauter Speisen, morgens evtl. Speisereste im Bett.

Therapie
OP: Ösophagus wird freigelegt und die Divertikel abgetragen.

Ösophaguskarzinom

Ursachen
- Rauchen

- Heiße Getränke, Alkohol
- Narben, Verätzungen.

Symptome
- Uncharakteristische Dysphagiebeschwerden
- Meist Spätsymptomatik.

Therapie
- Häufig bei Diagnosestellung bereits inoperabel
- Radikale Ösophagusresektion als das Verfahren der Wahl im Anfangsstadium, das fehlende Stück wird durch Magenhochzug oder Einnähen eines Kolonstückes überbrückt
- Radiatio oder Chemotherapie: nur bei Inoperabilität und schlechtem Allgemeinzustand des Patienten.

Prognose

Eher ungünstig: 5-Jahres-Überlebensrate von 20–40%.

Achalasie

Verminderte Funktion des Nervengeflechtes im Übergangsbereich vom Ösophagus zum Magen, wodurch der Öffnungsreflex der Speiseröhre in diesem Bereich ausbleibt (Kardiaspasmus).

Ursachen
- Weitgehend unbekannt, diskutiert werden:
  - Durchblutungsstörungen des Ösophagus
  - Neurotoxische Viren
  - Autoimmunprozesse
- Kardiakarzinom.

Symptome
- Schluckbeschwerden, vor allem nach dem Essen
- Völlegefühl
- Regurgitation unverdauter Speisen
- Retrosternaler Schmerz
- Röntgen-Kontrastdarstellung: kurze Engstelle mit vorangehender Erweiterung (»Sektglasform«).

Therapie
- Medikamentöse Erschlaffung der Muskulatur mit Nitroglyzerin oder Nifedipin
- Engstelle wird mit aufblasbarem Ballon gedehnt (pneumatische Dilatation)
- OP: Muskulatur wird ohne Eröffnung der Schleimhaut gespalten (Kardiomyotonie).

3.14 Ulkuskrankheit von Magen und Duodenum

Schleimhautdefekt, der über die Muskularis in die Magen- bzw. Darmwand penetriert.

Ursachen
- Ulcus ventriculi: Verminderung der schützenden Faktoren
- Ulcus duodeni: Hyperazidität.

Diagnostik
- Gastroskopie, ÖGD
- Röntgen der Magen-Darm-Passage
- Labor: Serum-Gastrin bestimmen.

Symptome
- Ulcus ventriculi: Sofortschmerz
- Ulcus duodeni: Nüchternschmerz mit Besserung nach der Nahrungsaufnahme
- Sodbrennen, Regurgitation, gastro-ösophagealer Reflux
- Teerstuhl
- Übelkeit, Erbrechen, Völlegefühl nach dem Essen.

Komplikationen
- Blutung
- Perforation, die zu akutem Abdomen mit typischer Luftsichel unter dem Zwerchfell beim Röntgenthorax führt; bei gedeckter Perforation ist keine Luftsichel im Röntgenthorax erkennbar
- Penetration (= Einbruch in umliegendes Gewebe)
- Pylorusstenose: Enge durch narbige Schrumpfung des Ulkus
- Maligne Entartung bei chronischem Ulcus ventriculi.

Therapie
- Antazida wie Talcid® oder Riopan®
- H_2-Blocker wie Tagamet®, Zantic® oder Sostril®
- Noxen wie Kaffee, Nikotin, Alkohol oder ulzerogene Medikamente ausschalten
- Antibiose bei Befall mit Heliobacter pylori
- OP nur bei Komplikationen, bei Therapieresistenz oder maligner Entartung
- OP: Magenteilresektion, das heißt die unteren 2/3 des Magens werden entfernt, da sich dort die säurebildenden Zellen befinden
  - Billroth-I-Resektion: Dünndarm wird direkt an den Magen angenäht

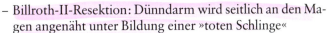

- Billroth-II-Resektion: Dünndarm wird seitlich an den Magen angenäht unter Bildung einer »toten Schlinge«
- Roux-Y-Gastroenterostomie: Dünndarm wird direkt an den Magen angenäht, das Duodenum als »tote Schlinge« seitlich an den Dünndarm angeschlossen
- OP: Vagotomie, um die nervale Reizung der säurebildenden Zellen zu unterbinden
  - Selektiv: einzelne Nerven werden durchtrennt
  - Trunkulär: ganze Nervenäste werden am Stamm abgeschnitten.

3.15 Magenausgangsstenose

Durch chronisch rezidivierende Ulzera kann es zu einer Sklerosierung und Verziehung des Pyloruskanals kommen.

Symptome
- Postalimentäres saures Erbrechen
- Magenektasie (= Erweiterung)
- Exsikkose
- Abmagerung, Kräfteverfall.

Diagnostik
- MDP
- Gastroskopie.

Therapie
- Konservativ
  - Endoskopische Dilatation
  - Medikamentöse Ulkus-Therapie
- OP
  - Selektiv gastrale Vagotomie und Pyloroplastik
  - Evtl. Billroth-II-Resektion.

3.16 Duodenalstenose

Ursache
- Chronisch rezidivierende Duodenalulzera führen zu Narben und Einschnürungen durch Narbenzug
- Angeborene Bindegewebsstränge in diesem Bereich
- Selten: Ringpankreas (Entwicklungsstörung mit einem vom Pankreas ausgehenden Drüsenring).

Symptome
- Erbrechen im frühen Säuglingsalter
- Passagestörungen mit Völlegefühl und Erbrechen beim Erwachsenen.

Diagnostik
- Röntgen-Leeraufnahme
- MDP.

Therapie
OP: Umgehungsanastomose wird angelegt.

3.17 Magenkarzinom

Häufigster bösartiger Tumor des oberen Gastrointestinaltraktes mit früher Metastasierung.
In der Regel Adeno-Karzinome:
– Diffuser Typ: multilokal, daher nicht immer erkennbar
– Intestinaler Typ.

Lokalisation
- Meist im Antrum kurz vor dem Pylorus
- Kleine Kurvatur
- Fundus.

Symptome
- Zu Beginn keine oder nur sehr geringe Beschwerden
- Gewichtsabnahme, Widerwillen gegen Fleisch, Leistungsknick, Übelkeit, Erbrechen
- Druckgefühl im Oberbauch
- Veränderungen der Schleimhaut im Röntgenkontrast
- Beschwerden treten oft erst durch Metastasierung in Leber, Lunge, Hirn oder Knochen auf
- Anämie
- Evtl. Teerstuhl.

Therapie
- Totale Gastrektomie bei diffusem Adeno-Karzinom
- Teilresektion (B-I, B-II, Roux-Y) bei intestinalem Adeno-Karzinom
- Bildung eines Pouch aus dem Dünndarm als Reservoir für die Nahrung.

Prognose
5-Jahres-Überlebensrate: 25%.

3.18 Pankreaskarzinom

Bösartiger Tumor in den exokrinen Drüsen der Bauchspeicheldrüse.
Lokalisation: meist Pankreaskopf.

Symptome
- Oberbauchbeschwerden
- Gewichtsabnahme, Appetitlosigkeit, Übelkeit
- Oft erst bestimmt durch die Beschwerden der Frühmetastasen
- Ikterus als führendes klinisches Symptom, da Ductus choledochus komprimiert wird
- Starke Schmerzen bei Metastasierung, vor allem Rückenschmerzen.

Diagnostik
Sonographie, CT und ERCP (Kontrastdarstellung der Gallen- und Pankreasgänge) in Kombination.

Therapie
- Radikale chirurgische Ausräumung, allerdings nur bei 20% möglich
- OP-Verfahren:
  - Pankreaskopfresektion nach WHIPPLE unter Mitnahme von Magenanteilen, Duodenum und Gallenblase mit Bildung einer Roux-Y-Anastomose
  - Palliative Anastomosenoperation unter Belassung des Pankreas.

Prognose
- Besonders schlecht wegen uncharakteristischen Beschwerden, früher Metastasierung, z.B. Lebermetastasen, und schwieriger Therapie
- 5-Jahres-Überlebensrate: 10%.

3.19 Lebertumore

Arten
- Gutartig: Adenom, Leberzysten, Hämangiom
- Bösartig: Leberzellkarzinom, tritt gehäuft bei bestehender Leberzirrhose auf
- Weit mehr als 90% der Lebertumore sind Absiedlungen anderer Tumore, die hämatogen über die Pfortader metastasieren.

Symptome
- Oft symptomlos, vor allem zu Beginn
- Druckgefühl oder Schmerzen im rechten Oberbauch
- Hepatomegalie
- Später Ikterus und Nachlassen der Leberfunktion.

Diagnostik
- Sonographie
- CT
- Angiographie.

Therapie
- Bei kleinerem primären Leberzellkarzinom kommt evtl. eine Teilresektion der Leber in Frage; richtet sich nach der Restfunktion
- Chemotherapie
- Metastasen des Kolonkarzinoms werden operativ entfernt; bei multiplen Metastasen → Chemotherapie.

Prognose
- Lebenserwartung beim primären Leberzellkarzinom: 6 Monate
- Treten Lebermetastasen bei Magen-, Darm- oder Pankreaskarzinom auf, bedeutet dies in der Regel eine Unheilbarkeit des Leidens.

3.20 Akutes Abdomen

Vorläufige Bezeichnung für eine plötzlich einsetzende, lebensbedrohliche abdominale Erkrankung, deren Ursache unbekannt ist.

Ursachen
- Ileus
- Traumen
- Perforation, z.B. von Magen oder Darm
- Infektion: Peritonitis, Pankreatitis, Appendizitis, Cholezystitis
- Blutungen durch Aneurysmaruptur, Leberruptur, Milzruptur oder perforierten Ulkus
- Akute Durchblutungsstörungen durch Mesenterialarterienverschluss oder Mesenterialvenenthrombose.

Symptome
- Abwehrspannung der Bauchdecke
- Schmerzen
- Schocksymptomatik
- Reduzierter Allgemeinzustand
- Übelkeit, Erbrechen.

Ileus-Symptomatik
- Klingende Darmgeräusche beim mechanischen Ileus, keine Darmgeräusche beim paralytischen Ileus
- Erbrechen, Dehydratation
- Stuhl- und Windverhalt, Leibesumfang nimmt zu.

Peritonitis-Symptomatik
- Fieber, Leukozytose
- Schmerzen, die durch Palpation verstärkt werden können.

Akute intraabdominellen Blutungen
Schocksymptomatik mit Tachykardie, Hypotonie und Kaltschweißigkeit.

Akute Durchblutungsstörungen
- Initiale, massive Schmerzen
- Weiche Bauchdecke
- Schmerz verstärkt bei tiefer Palpation
- Schocksymptomatik.

Diagnostik
- Anamnese
- Klinische Untersuchung: Inspektion, Palpation, Perkussion, Auskultation, rektaldigitale Palpation
- Labor: Blutbild, U-Status, Lipase, Amylase, Elektrolyte, Kreatinin, Gerinnung, Blutgruppe, Laktat, Blutzucker
- Röntgen: Abdomen-Übersicht im Stehen und in linker Seitenlage, Lungenübersicht, Skelettaufnahmen
- Sonographie: Bauchorgane, Gefäße, retroperitoneale Organe
- Endoskopie, Angiographie, CT, EKG, i.v. Ausscheidungsurogramm
- Gynäkologische Untersuchung.

Differentialdiagnose
- Verletzungen der Wirbelsäule
- Herzinfarkt
- Pneumonie, Lungenembolie
- Hyperglykämie
- Extrauterine Schwangerschaft.

Therapie
- Im Zweifelsfall Laparaskopie zur Diagnosefindung, Therapie nach Ergebnis
- Volumen substituieren, Schockbekämpfung

- Magensonde zur Entlastung, Nahrungskarenz
- Bettruhe
- Vitalzeichen, ZVD, Elektrolyte und Säure-Basen-Haushalt kontrollieren.

! Analgetika erst nach der Diagnosestellung!

3.21 Peritonitis

Entzündliche Erkrankung des Bauchfells.

Ursachen
- Kontakt des Bauchfells mit Bakterien oder Toxinen durch hämatogene Streuung = primäre Peritonitis
- Sekundäre Peritonitis:
  - Perforation von Magen, Galle oder Darm durch Verletzungen, Entzündungen oder Tumore
  - »Durchwanderungsperitonitis«: ein Mesenterialinfarkt oder eine inkarzerierte Hernie kann zu Schädigungen der Darmwand führen, durch die Keime in die Bauchhöhle gelangen können
  - Chemisch-toxisch durch Barium-Kontrastmittel oder Gallen- und Pankreassekret im freien Bauchraum.

Symptome
- Schocksymptomatik, Anurie, Schocklunge, Facies abdominalis
- Zunehmende diffuse oder lokalisierte Bauchschmerzen, Dauerschmerz
- Bauchdeckenspannung, Druckschmerzhaftigkeit der Bauchdecke
- Brechreiz, Erbrechen, Miserere
- Initial vermehrte, später fehlende Darmgeräusche mit Stuhl- und Windverhalt
- Fieber, Tachykardie, Leukozytose.

Diagnostik
☞ Akutes Abdomen, 3.20.

Therapie der sekundären Peritonitis
- Beseitigung der Ursache durch Notoperation
- Lavage
- Antibiose
- Jede Stunde Verzögerung der OP führt zu einer 5–10%igen Letalitätssteigerung, daher: Früh-OP!

3.22 Kolon-Rektum-Karzinom

Ursachen
- Kann sich aus Adenomen oder Polypen bilden
- Zusammensetzung der Nahrung, zu viel tierische Fette und Proteine, zu wenig Ballaststoffe
- Chronische Entzündung der Darmschleimhaut.

Symptome
- Lange Zeit symptomlos
- Progrediente Obstipation mit gelegentlichen Durchfällen bei Befall des Kolon transversum und Kolon descendens
- Diarrhöen mit Blut- und Schleimabgang bei Rektumkarzinom
- Allgemein: Gewichtsverlust, Anämie, Müdigkeit, Schmerzen, Windabgang
- Meist Bleistiftstühle, Tenesmen
- Bauchumfang nimmt allmählich zu, später: palpabler Tumor.

Diagnostik
- Palpation, digitale-rektale Untersuchung
- Haemoccult®-Test
- Rektosigmoidoskopie, Koloskopie mit Biopsie
- Sonographie
- Tumormarker, Laboruntersuchungen
- Kolon-Kontrasteinlauf
- CT.

Komplikationen
- Obstruktionsileus (10%), Stenose
- Darmperforation (2–5%) bzw. -penetration
- Blutung, Anämie
- Schmerzen
- Metastasierung.

Therapie
- Radikale Resektion inkl. Lymphknoten
- Wenn keine Anastomose möglich: Anlage eines Anus praeter naturalis.

3.23 Anus praeter

Künstlich angelegter Darmausgang (Pflege ☞ 1.12).

Arten

Doppelläufiges Transversostoma
- Spannungsfrei ausgeleitete Schlinge, die durch einen Kunststoffreiter gesichert wird
- Bei Divertikulitis.

Endständiges Sigmoidostoma
- Abschluss im Hautniveau
- Bei Rektumkarzinom, wenn keine Anastomose möglich.

Ileostoma (endständig oder doppelläufig)
- 2-4 cm über Hautniveau wegen aggressivem Darminhalt
- Bei M. CROHN.

Indikationen

Protektiver AP
- Meist doppelläufig
- Zum Schutz einer gefährdeten Anastomose nach Sigma- oder Rektumresektion
- Zur Ruhigstellung des nachfolgenden Darmes bei Entzündungen, z.B. M. CROHN, Divertikulitis.

Entlastungs AP Doppelläufige, vorübergehende Stuhlableitung beim Ileus bis zur endgültigen Versorgung.

Palliativer AP Definitive Stuhlableitung bei fortgeschrittenem, inoperablem Tumorleiden.

Endständiger AP Permanente Stuhlableitung, meist als Sigmoidostoma bei Rektumextirpation.

Postoperative Maßnahmen
- Antibiotikaprophylaxe
- Laborkontrollen, Puls- und Blutdruck-Monitoring, ZVD-Kontrolle
- Bei Ileostoma Ausstreifbeutel und bei Sigmoido- und Transversostoma geschlossene Beutelsysteme verwenden
- Kostaufbau ab dem 3./4. p.o. Tag
- Fäden am 12.–14. p.o. Tag entfernen.

3.24 Ileus

Hinter dem Begriff »Ileus« verbirgt sich eine große Zahl ganz verschiedener intra- und extraabdominaler Erkrankungen, deren Gemeinsamkeit in einer Störung der Darmpassage liegt.

Mechanischer Ileus

Durch einen partiellen oder kompletten Verschluss des Darmlumens wird die Speisen- und Sekretpassage behindert; der Darm oberhalb des Hindernisses füllt sich mit Stuhl, Flüssigkeit und Gas.

Ursachen
- Inkarzerierte Hernie
- Raumfordernder Tumor (benigne oder maligne)
- Fremdkörper, Würmer (= Obturation)
- Invagination, meist bei Kindern
- Adhäsion (=Briden), Obturation oder Strangulation durch Strikturen.

Symptome
- Fehlender Stuhl- und Windabgang
- Fieber, Tachykardie, Leukozytose
- Geblähtes, mit Luft gefülltes Abdomen
- Verstärkte »klingende« Darmgeräusche mit krampfartigen Schmerzen, später fehlende Darmgeräusche
- Meteorismus, Übelkeit, Erbrechen, evtl. Miserere.

Diagnostik
- Auskultation, Palpation
- Röntgen: Abdomen-Übersicht mit Spiegelbildung
- Labor: Kalium- und Natrium-Verschiebung
- Sonographie: Flüssigkeitsansammlung, Blähungen, Darmbewegungen
- Kontrastmitteleinlauf zur Lokalisation des Ileus.

Therapie
- Magensonde zur Entlastung
- Schockbekämpfung mit genauer Kontrolle des Wasser- und Elektrolythaushalts
- Sofortige OP zur Beseitigung des mechanischen Hindernisses.

Paralytischer Ileus

Störung der Darmpassage durch eine Lähmung der Muskulatur.

Ursache

- Peritonitis, Sepsis, Pankreatitis
- Postoperativ
- Störung des Elektrolythaushalts mit Hypokaliämie
- Sekundär bei länger bestehendem mechanischem Ileus (s.o.)
- Verschluss von Mesenterialgefäßen
- Medikamente, z.B. Antidepressiva oder Opiate.

Symptome

- Fehlender Stuhl- und Windabgang sowie ausbleibende Darmgeräusche (»Totenstille über dem Abdomen«)
- Stark lufthaltiger Bauch durch ausgeprägten Meteorismus
- Kein Kolikschmerz
- Reduzierter Allgemeinzustand
- Übelkeit, Erbrechen.

Diagnostik

- Auskultation: fehlende Darmgeräusche
- Röntgen: Abdomen-Übersicht mit Bildung von Darmspiegeln.

Therapie

- Magensonde
- Einlauf zur Darmentleerung
- Sphinkterdehnung, wodurch eine Stuhlentleerung provoziert wird
- Peristaltikstimulierende Medikamente wie Metoclopramid®, Prostigmin®, Panthenol®
- OP bei Peritonitis oder bei einer Embolie der Mesenterialgefäße.

Pathophysiologie der Ileuskrankheit

Passagehindernis → Faeces-Stau mit Völlegefühl → Sekretion und Peristaltik sind stark vermehrt, wodurch es zu Schmerzen kommt → Druckanstieg mit Kompression der Venen führt zur Schocksymptomatik → noch stärkerer Druckanstieg → Ischämie mit anschießender Nekrotisierung des Darmes → »Durchwanderungsperitonitis« (☞ 3.21) mit massivem Schock → paralytischer Ileus.

3.25 Hernien

Das Peritoneum stülpt sich durch eine angeborene oder erworbene Lücke in der Bauchwand, im Beckenboden oder Zwerchfell aus.

Ursachen

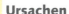

- Intraabdominelle Druckerhöhung durch körperliche Schwerarbeit, Obstipation oder Prostatahypertrophie, bei Blasmusikern und Emphysematikern
- Intraabdominelle Volumenerhöhung bei Gravidität, Aszites, Tumoren oder Adipositas
- Muskel- und Faszienlücken entlang der größeren Gefäßstränge (Schenkelhernie), entlang des Samenstrangs (Leistenhernie) oder an Narben (Narbenhernie)
- Selten: Traumata der Bauchwand wie OP's, Laparatomienarben.

Bestandteile

- Bruchpforte: Muskellücken in der Bauchwand, im Beckenboden oder Zwerchfell
- Bruchsack: Peritoneum
- Bruchhülle: den Bruchsack umgebende Schichten
- Bruchinhalt: Baucheingeweide, meist Darmschlingen oder Mesenterium
- Bruchwasser: von der Innenfläche des Bruchsackes gebildete seröse Flüssigkeit; bei Entzündung, Inkarzeration oder Darmgangrän blutig, kotig oder eitrig.

Einteilung

- Angeborene Hernie: Bruchpforte und Bruchsack sind bereits bei der Geburt vorhanden
- Erworbene Hernie: Bruchpforte durch nachgebende muskelschwache Stellen
- Reponible Hernie: Bruchsack lässt sich zurückdrücken
- Irreponible Hernie: Bruchsack lässt sich nicht zurückdrücken
- Inkarzerierte Hernie: irreponible Hernie, deren Bruchpforte so eng ist, dass sich der Bruchinhalt abschnürt und es zu Durchblutungsstörungen kommt.

Lokalisierung

Leistenhernie = Inguinalhernie

- Häufig (75% aller Hernien)
- Zu 90% Männer betroffen
- Bruchpforte:
  - Leistenkanal: indirekter Leistenbruch (70%)
  - Senkrecht durch die Bauchwand: direkter Leistenbruch (30%)
- Der Bruch kann beim indirekten Leistenbruch bis in das Skrotum ziehen und dort mitunter monströse Ausmaße annehmen (Skrotalhernie).

Schenkelhernie = Femoralhernie
- Selten (5%)
- Zu 80% Frauen betroffen
- Bruchpforte: Durchtrittstelle der großen Beingefäße (A. + V. femoralis) unterhalb des Leistenbandes
- Hohe Inkarzerationsgefahr.

Hiatushernie
- Durchtritt von Magenteilen aus der Bauch- in die Brusthöhle durch den Ösophagusspalt des Zwerchfells
- Arten:
  - Axial: Verlagerung von Kardia inkl. Peritoneum oberhalb des Zwerchfells; 70–80% ohne Symptomatik; OP nur bei Komplikationen
  - Paraösophageal: Verlagerung eines von Bauchfell überzogenen Magenanteils neben der Speiseröhre in den Brustraum; meist OP: Reposition des Magens mit anschließender Fundoplicatio.

Narbenhernie
- Bruch im Bereich alter OP-Narben
- Ursachen: Drainagen, Wundheilungsstörungen oder zu frühe und zu schwere körperliche Belastung.

Seltenere Bruchformen
- Nabelhernie: Bruch im Nabelbereich; meist bei älteren Frauen
- Epigastrische Hernie: zwischen Schwertfortsatz und Nabel durch Faszienlücken
- Rektusdiastase: die Bauchmuskulatur gleitet in der Mittellinie auseinander und bildet so die Bruchpforte.

Symptome
- Ziehende Schmerzen in der Umgebung der Bruchpforte
- Anprall beim Hustenstoß
- Brennen, Druck
- Evtl. Verdauungsstörungen.

Komplikationen
- Erschwerte Darmpassage bis hin zum Ileus
- Inkarzeration (= Einklemmung)
- Refluxösophagitis bei Hiatushernie.

Therapie
- Herniotomie (Operative Eröffnung des Bruchsackes)
- Hernioplastik (= operativer Verschluss der Bruchpforte).

4 Krankheitslehre Gynäkologie und Geburtshilfe

4.1 Missbildungen der weiblichen Geschlechtsorgane

Hymenalatresie

Komplett geschlossenes Hymen, hinter dem sich Menstruationsblut staut.

Komplikationen
- Hämatokolpos (= Blut staut sich in der Vagina)
- Hämatometra (= Rückstau des Blutes bis in den Uterus)
- Hämatosalpinx (= Rückstau des Blutes bis in die Tuben)
- Sterilität.

Therapie
Inzision des Hymens.

Vaginalatresie

Physiologische Öffnung der Vagina fehlt oder ist stenosiert.

Ursachen
Infektionskrankheiten oder Verletzungen im Kindesalter

Komplikationen
☞ Hymenalatresie.

Therapie
Plastische Operation.

Uterusmissbildungen

Ursache
Folge einer unvollständigen oder ganz ausbleibenden Verschmelzung der MÜLLER'schen Gänge.

Formen
- Uterus septus (= Septum teilt den ganzen Uterus)
- Uterus subseptus (= Septum unterteilt einen Teil des Uterus)

- Uterus bicornis (= es sind 2 Uterushörner vorhanden)
- Uterus duplex (= doppelt angelegter Uterus).

Komplikationen
- Kinderlosigkeit
- Fehlgeburt
- Rupturen.

Therapie
Operative Korrektur.

Missbildungen der Mamma

- Athelie (= eine oder beide Brustwarzen fehlen)
- Amastie (= eine Brust fehlt)
- Polythelie (= überzählige Brustwarzen)
- Polymastie (= überzählige Drüsenkörper)
- Mikromastie (= fehlendes Wachstum der Brustdrüsen)
- Makromastie (= überschüssige Brustvergrößerung).

Therapie
Operative Korrektur.

4.2 Erkrankungen der Genitalorgane

Vulvitis

Entzündung der äußeren Genitale der Frau.

Ursachen
- Reizung durch z.B. zu enge Wäsche
- Mangelnde Sauberkeit und kleine Hautverletzungen, vor allem während der Menstruation
- Als Folge einer Überempfindlichkeitsreaktionen, z.B. gegen Seife
- Sekundär als Folge von Allgemeinerkrankungen wie Diabetes mellitus oder Östrogenmangel.

Erreger
- Staphylokokken, Streptokokken, Colibakterien
- Herpes-Viren
- Pilze, Würmer.

Symptome
- Rötung, Schwellung und Juckreiz der Labien
- Brennende Schmerzen.

Therapie
- Sitzbäder mit Kamillenextrakten
- Salben, die Glykokortikosteroide und Antibiotika enthalten; je nach Ursache Antimykotika
- Sorgfältige Hygiene mit milden Substanzen.

Bartholinitis

Entzündung der BARTHOLIN'schen Drüsen.

Erreger
Staphylokokken, Gonokokken.

Symptome
- Starke Schmerzen
- Hochgradige Schwellung einer großen Labie durch Verklebung des Ausführungsganges und Ansammlung von Eiter.

Therapie
Inzision.

Herpes genitalis

Infektion des Genitalbereiches mit dem Herpesvirus.

Erreger
Herpesvirus Typ II.

Symptome
- Schmerzhafte, verstreut angeordnete rote Bläschen im Bereich der Vulva
- Brennen, Juckreiz.

Therapie
Behandlung mit Aciclovir.

Kolpitis

Entzündung der Vagina, die meist auf dem Boden einer gestörten Vaginalflora entsteht.

Formen
- Bakterielle Kolpitis: durch Bakterien verursachte Entzündung der Vagina
- Trichomonadenkolpitis: durch Protozoen verursacht
- Candidakolpitis: durch Candida albicans verursacht
- Senile Kolpitis: altersbedingte Scheidenentzündung durch den Wegfall des Östrogeneinflusses
- Durch Fremdkörper, nicht infektiös.

Symptome
- Vaginaler Ausfluss
- Evtl. Juckreiz.

Therapie
- Antibiotika bzw. Antimykotika
- Östrogensalben bei der senilen Kolpitis.

Zervizitis

Meist eine aus der Vagina aufsteigende Infektion, die durch eine eitrige Sekretabsonderung aus der Portio gekennzeichnet ist.

Endometritis

Entzündung der Uterusschleimhaut durch Bakterien, am häufigsten im Wochenbett (☞ 4.14).

Myometritis

Entzündung der Uterusmuskulatur, die sehr selten und meist im Rahmen einer Endometritis im Wochenbett zu beobachten ist.

Parametritis

Entzündung des den Uterus umgebenden Bindegewebes.

Symptome
- Fieber
- Unterleibsschmerzen.

Therapie
- Antibiose
- Bettruhe.

Adnexitis

Entzündung der Eileiter und der Eierstöcke.

Ursachen
- Entsteht meist im Wochenbett, nach Fehlgeburten und nach der Menstruation wegen des dann offenen Zervixkanals
- Aufsteigende Infektionen
- Übergreifende Entzündungen von Nachbarorganen, z.B. Appendizitis.

Symptome
- Akutes Abdomen (3.20)
- Hohes Fieber
- Starke Unterbauchschmerzen, meist seitenbetont
- Abwehrspannung der Bauchdecke
- Eitriger Fluor bei längerer Erkrankung
- Deutliche Verschlechterung des Allgemeinzustandes.

Komplikation
- Durchbruch einer vereiterten Tube in den freien Bauchraum mit nachfolgender Peritonitis
- Tuboovarialabszess
- Hydro-, Hämato- oder Pyosalpinx
- Chronische Adnexitis
- Sterilität.

Therapie
- Antibiose
- Bettruhe
- Im chronischen Stadium: feuchte Wärme, Moorpackungen.

Thelitis

Entzündung der Mamille.

Ursache
Oberflächliche Gewebsverletzung, meist beim Stillen.

Symptome
- Schmerzen
- Oberflächliche Rötung.

Therapie
- Evtl. Abstillen
- Kühlen.

Mastitis

Brustdrüsenentzündung, meist im Wochenbett (☞ 4.14).

4.3 Spezifische Infektionen

Gonorrhoe

Eine durch Gonokokken hervorgerufene Geschlechtskrankheit.
- Übertragung: genital, rektal oder oral

- Kann während einer Spontangeburt auf das Neugeborene übertragen werden.

Unterteilung
- Untere Gonorrhoe: meist Urethra und Zervix betroffen
- Obere Gonorrhoe: entsteht durch aufsteigende Keime durch den inneren Muttermund, kann in Adnexitis übergehen.

Symptome
- Untere Gonorrhoe: abgesehen von Brennen beim Wasserlassen und eitrigem Fluor keine nennenswerten Beschwerden, evtl. Juckreiz
- Obere Gonorrhoe: ☞ Symptome der Adnexitis, 4.2.

Therapie
- Hochdosiert Penicillin (Partnerbehandlung)
- Obere Gonorrhoe: zusätzlich Bettruhe, Kühlung und Analgetika
- Nachbehandlung: 6 Monate lang Kontrollabstriche nach der Menstruation
- Bei Verdacht auf Infektion der Mutter: nach der Geburt 1 Tropfen 1%ige Silbernitratlösung in jedes Auge des Kindes.

Lues/Syphilis

Vor Entdeckung des Penicillins unheilbare, über feine Verletzungen der Haut oder der Schleimhäute, meist über den Geschlechtsverkehr weitergegebene Infektionskrankheit, die zu Veränderungen und Geschwüren an Haut, Knochen und inneren Organen führt.

Ursachen
- Übertragung von Treponemen durch Geschlechtsverkehr
- Intrauterine Übertragung von der Mutter auf das Kind.

Symptome
- Stadium I: ein derbes, flaches Geschwür wird am Infektionsort, z.B. Vulva, Vaginalwand oder Portio, gebildet (Primäraffekt); schmerzlose Schwellung der Leistenlymphknoten
- Stadium II: nach ca. 9 Wochen treten nicht juckende Hautausschläge sowie Kopf- und Gliederschmerzen durch hämatogene Übertragung auf
- Stadium III: oberflächlich ulzerierende Geschwüre werden nach 3–6 Jahren gebildet
- Stadium IV: durch Übertritt der Erreger ins ZNS kommt es nach 10–20 Jahren zu neurologischen Symptomen.

Therapie
Penicillin.

Genitaltuberkulose

Entsteht durch hämatogene Streuung des Tbc-Erregers.

Symptome
- Verdickung der Tuben
- Häufig: Sterilität.

Therapie
Tuberkulostatika.

! Die Genitaltuberkulose ist eine offene Tuberkulose!

4.4 Endometriose

Gutartige Gebärmutterschleimhautwucherungen außerhalb der Gebärmutterhöhle.

Formen
- Endometriosis interna: Endometriuminseln in der Zervixmuskulatur und in den Tuben
- Endometriosis externa: Schleimhautinseln in den Ovarien, auf dem Peritoneum des kleinen Beckens und in der Vagina
- Endometriosis extragenitalis: Gebärmutterschleimhaut in Dickdarm, Dünndarm oder Harnblase.

Symptome
- Abgesiedelte Schleimhaut unterliegt den hormonellen Einflüssen des Zyklus und schwillt ebenso wie die Uterusschleimhaut im Laufe eines Zyklus an und ab
- Zyklusabhängige Schmerzen
- Spannungsgefühl in den befallenen Organen
- Dysmenorrhoe bei der Endometriosis interna
- Umfangreiche, blutgefüllte Zysten bilden sich vor allem in den Ovarien aus.

Therapie
- Dauerbehandlung mit Gestagenpräparaten zur Verminderung des Wachstums des Endometriums
- Operative Entfernung der zystisch veränderten Ovarien oder anderweitig gelegener Herde im fortgeschrittenen Stadium.

4.5 Gutartige Tumore

Uteruspolypen

Gutartige Schleimhautwucherungen in Korpus oder Zervix.

Symptome
- Unregelmäßige, azyklische, länger andauernde Blutungen
- Zervikaler Fluor
- Viele Polypen erzeugen allerdings keine Beschwerden.

Therapie
- Bei Korpuspolypen: Ausschabung des Cavum uteri
- Bei Zervixpolypen: Abtragung mittels einer elektrischen Schlinge.

Uterusmyome

Gutartige Tumore aus glatter Muskulatur und Bindegewebe in der Gebärmuttermuskulatur.

Ursache
- Entstehen unter Einfluss von Östrogen
- In Zeiten mit niedrigem Östrogenspiegel, also vor der Geschlechtsreife und nach der Menopause, finden sich keine Myome bzw. bilden sie sich zurück.

Lokalisation
- Uteruswand (intramural)
- Außenseite des Uterus (subserös)
- In Richtung der Uterushöhle wachsend (submukös).

Symptome
- Zyklusstörungen
- Dysmenorrhoe
- Bei größeren Myomen: Druckgefühl im Unterbauch, Druck auf Blase und Rektum, Kreuzschmerzen
- U.U. Akutes Abdomen (☞ 3.20).

Therapie
- Nur bei größeren Myomen und ausgeprägten Zyklusstörungen sowie akuten Komplikationen
- Myomknoten werden operativ ausgeschält
- Hysterektomie nach der Menopause
- Hormontherapie mit Gestagen.

Tumore der Mamma

Fibroadenom
Knoten aus bindegewebigen Drüsen.
- Auftreten: zwischen dem 20. und 40. LJ; besonders häufig während Schwangerschaft und Stillzeit
- Chirurgisch leicht zu entfernen.

Lipom
Besteht aus Brustdrüsenfettgewebe.
- Wird durch lokale Ausschälung entfernt.

Milchgangspapillom
Wucherung des Milchganggewebes.
- Blutige oder seröse Absonderungen aus der Mamille treten auf
- Befallener Lappen wird entfernt.

Mastopathie
Steht für verschiedene Veränderungen des Brustgewebes; je nach Stadium eine mögliche Vorstufe des bösartigen Mammakarzinoms.

Ursache Hormonelle Fehlregulation, z.B. Wechseljahre oder genetische Veranlagung.

Symptome Drüsengewebe verdickt und verhärtet sich, die Brust schmerzt und schwillt vor der Menstruation an.

Therapie Gestagengabe, regelmäßige Kontrollen, im fortgeschrittenen Stadium wird der Brustdrüsenkörper operativ ausgeschält.

4.6 Bösartige Tumore

Zervixkarzinom
Karzinom des Gebärmutterhalses.

Lokalisation
Grenze zwischen äußerem Plattenepithel der Portio und innerem Drüsenepithel.

Risikofaktoren
- Infektion mit Papilloma-Viren
- Früher erster Geschlechtsverkehr
- Häufiger Partnerwechsel
- Mangelnde Hygiene.

Symptome
- Im Frühstadium weitgehend symptomlos
- Zwischenblutungen
- Blutabgänge während des Geschlechtsverkehrs und dem Stuhlgang
- Blutiger, fleischwasserfarbener Fluor
- Spätsymptomatik: Schmerzen, Blasen-Scheiden-Fistel, Rektum-Scheiden-Fistel.

Therapie
- Im Frühstadium: Konisation oder Hysterektomie
- OP nach WERTHEIM: Uterus, oberes Vaginadrittel, iliakale Lymphknoten und parametrales Gewebe im Becken, evtl. auch Ovarien und Tuben, werden entfernt
- Radiatio oder Radiumeinlagen.

Korpuskarzinom

Karzinom ausgehend vom Endometrium. Altersgipfel zwischen 55. und 65. LJ.

Lokalisation
Oberer Uterusbereich.

Fördernde Faktoren
- Adipositas
- Diabetes mellitus
- Hypertonie
- Hormonelle Störungen
- Kinderlosigkeit.

Symptome
- Blutungen nach der Menopause
- Blutiger Fluor.

Komplikationen
- Schrumpfblase
- Eiteransammlung in der Uterushöhle (Pyometra).

Therapie
- Anfangs Hysterektomie plus Entfernung der Adnexen
- Sonst: OP nach WERTHEIM
- Radiatio bei höherem Alter, eingeschränkter OP-Fähigkeit und fortgeschrittenem Wachstum
- Zusätzlich: Gestagengabe.

Ovarialkarzinom

Karzinom der Eierstöcke. Besonders bösartig, da frühe Metastasierung über das gesamte Peritoneum.

Symptome
- Keine Frühsymptome
- Mit zunehmendem Wachstum und Infiltration in das umliegende Gewebe uncharakteristische Beschwerden wie Zunahme des Bauchumfangs, Druck- und Völlegefühl, Bauchschmerzen, Blasen- und Darmentleerungsstörungen, Fieber, evtl. Blutungsstörungen
- Bei Diagnosestellung meist schon ausgedehnte Metastasierung.

Therapie
- Möglichst radikale OP: Entfernung beider Adnexen unter Mitnahme des Uterus bei gleichzeitiger Resektion des großen Netzes
- Chemotherapie verspricht guten Behandlungserfolg
- Radiatio als Nachbestrahlung operativer Fälle oder begleitend zur Verkleinerung des Tumorgewebes.

Mammakarzinom

Häufigste Krebserkrankung der Frau.

Risikofaktoren
- Kinderlosigkeit
- Späte erste Geburt
- Familiäre Veranlagung
- Mastopathie im fortgeschrittenen Stadium
- Adipositas, Diabetes mellitus.

Lokalisation
Meist im oberen äußeren Bezirk.

Symptome
- Tastbarer, harter, schmerzloser Knoten
- Mamma nimmt an Größe zu
- Hochstand einer Brustwarze
- Haut zieht sich im Bereich des Tumors ein
- Rötung und ekzemartige Veränderung der Mamille mit Absonderungen
- Wirbelsäulenbeschwerden bei Knochenmetastasierung
- Ulzeration von Haut, Tumor und Muskelgewebe.

Therapie
- Kleinere Tumore unter 2 cm können brusterhaltend operiert werden, dabei werden immer die Achsellymphknoten entfernt und anschließend die Brust prophylaktisch bestrahlt
- Radikaloperation nach PATEY: der komplette Drüsenkörper wird entfernt, der Achsellymphknoten wird diagnostisch und therapeutisch ausgeräumt und die Lymphknoten im M. pectoralis werden unter Schonung des Muskels abgelöst
- Radiatio bei inoperablen oder bereits metastasierenden Tumoren bzw. zur postoperativen Nachbehandlung fortgeschrittener Tumore
- Chemotherapie: begleitend bei generalisiert metastasierten Tumoren, da Heilung nicht möglich
- Hormontherapie.

4.7 Zyklusstörungen

Amenorrhoe
Ausbleiben der monatlichen Regelblutung.

Primäre Amenorrhoe
Fehlende Monatsblutung bis zum Ende des 16. LJ.

Ursachen
- Störungen des Zwischenhirn-Hypophysen-Systems
- Uterus, Vagina oder Ovarien fehlen oder sind stark missgebildet
- Atresie von Uterus oder Vagina (☞ 4.1)
- Chromosomenanomalien.

Therapie
- Beseitigung der Ursachen
- Gabe von Ovarial- oder Hypophysenhormonen, um einen künstlichen Zyklus zu erzeugen.

Sekundäre Amenorrhoe
Menstruationen bleiben aus, nachdem sie bereits in regelmäßigen Abständen aufgetreten waren.

Ursachen
- Physiologisch in der Schwangerschaft und während der Stillperiode
- Schwere Allgemeinerkrankungen
- Schwere psychische Belastung
- Klimawechsel
- Störung des Zwischenhirn-Hypophysen-Systems.

Therapie
- Grundstörung beseitigen
- Hypophysenvorderlappenhormon oder Medikamente, die die Ovulation auslösen, verabreichen.

Dysmenorrhoe

Schmerzhafte Regelblutung.

Ursachen
- Organische Veränderungen am Uterus
- Entzündungen
- Endometriose
- Uterusmyome
- Psychische und neurovegetative Störungen.

Therapie
- Etwaige organische bzw. psychischer Ursachen beseitigen
- Ovulationshemmer oder Spasmolytika wie z.B. Buscopan® verabreichen
- Wärmeapplikation.

Oligomenorrhoe

Zu seltene Menstruationsblutung : Zyklus > 35 Tage. Harmlos; keine Therapie erforderlich.

Polymenorrhoe

Zu häufige Menstruationsblutung: Zyklus < 25 Tage.

Ursachen Verkürzte Gelbkörperphase und verkürzte Reifungszeit des Follikels.

Hypermenorrhoe

Verstärkte Blutung bei regelmäßigem Zyklus.

Ursachen
- Anatomische Veränderungen des Uterus wie Myome oder Polypen
- Narben
- Krankheiten der Gefäße oder des Blutes wie Gerinnungsstörungen.

Therapie Nach Grundleiden.

Hypomenorrhoe

Kurze und schwache Blutung bei regelmäßigem Zyklus; keine Therapie erforderlich.

Ursachen
- Adipositas
- Unterentwickelter Uterus
- Ovulationshemmer.

Prämenstruelles Syndrom

Beschwerden, die vor dem Einsetzen der Menstruation eine erhebliche Störung des Allgemeinbefindens und der Leistungsfähigkeit hervorrufen.

Ursachentheorie
- Hormonelle Umstellung vor der Menstruation
- Psychische Faktoren.

Symptome
- Kopfschmerzen
- Nervosität
- Depressive Verstimmung
- Übelkeit
- Spannungsgefühl in den Brüsten.

Therapie
- Progesteron
- Ovulationshemmer.

4.8 Störungen der Fruchtbarkeit

Primäre Sterilität: Trotz Kinderwunsch und regelmäßig ungeschütztem Geschlechtsverkehr über eine Zeitspanne von zwei Jahren tritt keine Schwangerschaft ein.
Sekundäre Sterilität: Keine Schwangerschaft trotz vorangegangener Schwangerschaft bei regelmäßigem ungeschütztem Geschlechtsverkehr.
Zu ca. 30% ist die Kinderlosigkeit auf eine Zeugungsunfähigkeit des Mannes zurückzuführen.

Ovarialinsuffizienz

Unter- oder Fehlfunktion der Ovarien, meist durch mangelnde Stimulation des Ovars durch Insuffizienz des Hypothalamus-Hypophysen-Systems hervorgerufen.

Therapie
Medikamentöse Ovulationsauslöser.

Tubare Sterilität

Eileiterbedingte Unfruchtbarkeit.

Ursachen
- Verklebungen der Eileiter durch vorausgegangene entzündliche Erkrankungen wie Adnexitis, Gonorrhoe, Appendizitis
- Postoperative Verwachsungen.

Therapie
- OP zur Wiederherstellung der Tubendurchlässigkeit
- In vitro-Fertilisation.

Uterine Sterilität

Gebärmutterbedingte Unfruchtbarkeit.

Ursachen
- Missbildungen des Uterus
- Myome
- Verklebung des Cavum uteri nach zu intensiver Abrasio.

Therapie
- Myomentfernung
- Korrektur der Missbildungen.

Zervikale Sterilität

Gebärmutterhalsbedingte Unfruchtbarkeit.

Ursachen
- Portioerosion
- Schleimhautentzündungen
- Die veränderte Beschaffenheit des Zervikalschleims erschwert den Spermiendurchtritt.

Therapie
- Zervikalschleim normalisieren
- Entzündung behandeln.

Vaginale Sterilität

Scheidenbedingte Unfruchtbarkeit.

Ursachen
- Entzündliche Veränderungen
- Angeborene Aplasie oder Stenose der Vagina
- Allgemeine Ursachen wie Diabetes mellitus, Anorexie, Schilddrüsen- und Hypophysenerkrankungen.

Therapie
- Entzündung beseitigen
- Missbildungen chirurgisch korrigieren.

Störungen der Fruchtbarkeit des Mannes

- Störung der Spermienbildung
- Menge der Samenflüssigkeit und der Zahl der jeweils in ihr enthaltenen Spermien ist vermindert
- Reife, bewegliche Spermien fehlen
- Keimzellen fehlen völlig
- Zustand nach Hoden- und Nebenhodenentzündung mit narbigem Verschluss der Ausführungsgänge.

4.9 Empfängnisverhütung

Natürliche Methoden

Koitus interruptus
Geschlechtsverkehr wird kurz vor dem Samenerguss unterbrochen. Relativ unsicher und psychisch belastend für beide Partner.

Zeitwahlmethode nach KNAUS-OGINO
Enthaltsamkeit während der fruchtbaren Tage des Menstruationszyklus (9.–17. Zyklustag). Wenig zuverlässig.

Messung der Basaltemperatur
Tägliche Messung der Körpertemperatur der Frau zur gleichen Zeit vor dem Aufstehen.
- Durch Erhöhung der Temperatur nach der Ovulation um 0,5°C bis zur nächsten Regelblutung lassen sich die unfruchtbaren Tage bestimmen
- Bei regelmäßiger und exakter Durchführung eine relativ sichere Methode.

Methoden mit mechanischen oder chemischen Hilfsmitteln

Kondom
Schützt gleichzeitig vor Infektionen.

Portiokappe/Scheidendiaphragma

Einlage einer Gummikappe über die Portio, um ein Eindringen der Spermien in die Gebärmutter zu verhindern. Meist in Verbindung mit kontrazeptiv wirkender Salbe.

Spirale/Intrauterinpessar (IUP)

Unterschiedlich geformte Kunststoff- oder Metallkörper werden in die Uterushöhle eingelegt. Nachteile: Blutungen, häufig auftretende Entzündungen.

Spermizide

Spermaabtötende Substanzen werden in Form von Zäpfchen, Tabletten oder Salben vor dem Verkehr in die Scheide eingebracht.

Hormonelle Kontrazeption

Einnahme von Hormonen zur Empfängnisverhütung, z.B. Östrogen, Gestagen oder Kombinationspräparate.

Wirkungsweise

Das Zwischenhirn-Hypophysen-System und der Hormonstoffwechsel der Ovarien werden gehemmt, wodurch der Eisprung unterdrückt und das Scheiden- und Zervixmilieu verändert wird.

Verabreichung

- Kombinationspräparate: Östrogen-Gestagen-Kombination für 21–22 Tage, gefolgt von einem 6–7-tägigen freien Intervall
- Zwei-Phasen-Präparate: Östrogengabe von 7–16 Tagen Dauer, anschließend Östrogen-Gestagen-Mischung
- Stufenpräparate: steigende Dosen an Östrogen und Gestagen
- Dreimonatsspritze: Injektion einer hohen Gestagendosis, die sich über 3 Monate gleichmäßig freisetzt
- Minipille: alleinige Gestagengabe in niedriger Dosierung, eine Ovulation findet aufgrund der niedrigen Dosis trotzdem statt; die Minipille bewirkt eine Störung des Eitransports in der Tube und ändert den Zervix- und Uterusschleim, wodurch der Spermiendurchtritt bzw. die Einnistung des Eis erschwert wird.

Nebenwirkungen

- Übelkeit
- Kopfschmerzen, Brustschmerzen
- Gewichtszunahme
- Neigung zu Thrombose, besonders gefährdet sind Raucherinnen.

Operative Methoden

Tubensterilisation
Die Eileiter werden unterbunden oder teilweise entfernt.
- Endgültiger, irreversibler Eingriff.

Vasektomie
Die Samenleiter des Mannes werden durchtrennt oder unterbunden.

4.10 Diagnostik in der Schwangerschaft

- Anamnese einschließlich Errechnen des voraussichtlichen Geburtstermins
- RR-Messung
- Gewichtskontrolle: Zunahme insgesamt 10–12 kg
- Urinuntersuchung: Eiweiß, Zucker, Nitrit
- Blutuntersuchung: Blutgruppe, Hb, HIV, Röteln-Virus, Lues
- Vaginale Untersuchung
  - Bis zur 20. SSW
  - Inspektion der äußeren Genitalorgane
  - Palpatorische Kontrolle von Vagina und Portio
  - Kontrolle der Uterusgröße
- Äußere Untersuchung
  - Ab der 20. SSW
  - Kontrolle der Lage des Kindes durch die LEOPOLD'schen Handgriffe
  - Kontrolle der fetalen Herztöne
- Sonographie.

Zusätzliche Untersuchungen bei Risikoschwangerschaften

- Vaginal-Sonographie
  - Untersuchung von Uterus und Adnexen
  - Schallkopf wird in die Vagina eingeführt
- Chorionzotten-Biopsie
  - 8.–12. SSW
  - Vaginal durchgeführte Punktion des Tropoblastengewebes zur chromosomalen Analyse
- Amniozentese
  - 15.–17. SSW
  - Untersuchung des Fruchtwassers durch Punktion unter Sonographie-Kontrolle
- Amnioskopie
  - Fruchtwasserspiegelung durch den geöffneten Muttermund in der Spätschwangerschaft.

4.11 Veränderungen in der Schwangerschaft

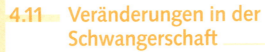

- Blutvolumen nimmt ca. 1 1/2 Liter zu mit gleichzeitigem Verdünnungseffekt (physiologische Schwangerschaftsanämie)
- Herzminutenvolumen nimmt bei unverändertem Blutdruck um ca. 30% zu
- Unter dem Einfluss von Progesteron stellen sich die Gefäße weit, der periphere Gefäßwiderstand nimmt ab
- Herz wird durch den Zwerchfellhochstand verdrängt
- Volumenzunahme der Brust
- Gewichtszunahme
- Unter dem Einfluss des Gelbkörperhormons nimmt der Tonus der glatten Muskulatur ab
- Verstärkt pigmentierte Haut, weißlich glänzende Streifen (Striae) bilden sich, vor allem an der Bauchhaut
- Psychische Veränderungen, z.B. mit Stimmungsschwankungen oder Depressionen
- Evtl. morgendliche Übelkeit
- Evtl. abnorme Gelüste.

4.12 Erkrankungen in der Schwangerschaft

Hyperemesis gravidarum

Übermäßig starke Übelkeit in der Frühschwangerschaft sowie deutlich reduzierter Allgemeinzustand.

Symptome
- Übelkeit, Erbrechen unabhängig von der Nahrungsaufnahme
- Gewichtsverlust
- Gestörter Wasser- und Elektrolythaushalt.

Therapie
- Ausgleich von Flüssigkeits- und Elektrolytverlusten
- Geeignete Antiemetika
- Ggf. Klinikaufnahme.

Schwangerschaftsinduzierte Hypertonie (SIH)

Schwangerschaftsbedingter Krankheitszustand mit Ödemen, Proteinurie und Hypertonie (frühere Bezeichnung: EPH-Gestose).

- Meist ab dem 2. oder 3. Trimenon
- Bei Fortschreiten der Gestose treten zusätzlich die Symptome einer drohenden Eklampsie auf wie Schwindel, Ohrensausen und Sehstörungen, Kopfschmerzen, Übelkeit und erhöhte Erregbarkeit, Unruhe und Bewusstseinseintrübungen.

Komplikation
- Eklamptischer Anfall mit tonisch-klonischen Krampfanfällen
- Gefahr für das Kind durch Plazentainsuffizienz mit intrauteriner Mangelernährung, Untergewichtigkeit und gegen Ende der Gravidität zunehmender Gefahr der Hypoxie.

Therapie
- Blutdrucksenkende Medikamente verabreichen
- Kochsalzarme Diät und eingeschränkte Flüssigkeitszufuhr
- Ggf. Sedierung
- Schutz des Kindes vor einer hypoxischen Schädigung, Risiken für Mutter und Kind abwägen
- Ggf. Schwangerschaft vorzeitig beenden, am besten durch Sectio.

HELLP-Syndrom

Eine auf Gefäßspasmen zurückzuführende Leberschädigung, die mit Blutgerinnungsstörungen einhergeht. HELLP steht für Hämolyse, Transaminasen und Bilirubin sind erhöht (elevated liver function test), die Thrombozyten erniedrigt (low plateted counts).
- Ursache nicht geklärt, uncharakteristische Anfangssymptomatik
- Ungünstige Prognose für Mutter und Kind, wenn das HELLP-Syndrom zu spät erkannt wird: Tod tritt zumeist infolge einer zerebralen Blutung, eines Nierenversagens oder Lungenödems ein.

Infektionskrankheiten

Röteln
- Je früher es zu einer Infektion kommt, desto schwerer sind die Auswirkungen für das Kind wie z.B. Schäden an Herz, Augen, Gehör und Gehirn
- Therapie: Indikation für Schwangerschaftsabbruch bei gesicherter Infektion
- Prophylaxe durch Impfung von Frauen im gebärfähigen Alter, die noch nicht durch Rötelerkrankung Antikörper entwickelt haben.

Toxoplasmose

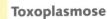

Infektion mit dem Toxoplasmose-Erreger.
- Übertragung durch rohes Fleisch oder Katzen
- Auswirkungen auf das Kind: Leberschäden, geistige Behinderung und Hydrozephalus
- Therapie: Antibiose sofort nach Infektionsnachweis
- Prophylaxe durch Vermeidung von näherem Kontakt zu Tieren und durch den Verzicht des Genusses von rohem Fleisch.

Zytomegalie

Infektion mit dem Zytomegalie-Virus.
- Häufige intrauterine Virusinfektion
- Wird durch sexuelle Kontakte, im Mutterleib über die Plazenta, während oder nach der Geburt durch Schmier- oder Tröpfcheninfektion übertragen
- Kann zu Missbildungen wie Leberschäden, Erkrankung des ZNS, Bronchitis oder psychomotorischem Entwicklungsrückstand führen.

Pyelonephritis gravidarum

Weitstellung der Harnleiter aufgrund einer Tonusverminderung der glatten Muskulatur.
- Nachfolgende Stauungen begünstigen aufsteigende Infektionen
- Entsteht auf dem Boden einer asymptomatischen Bakteriurie.

Symptome
- Fieber, oft mit Schüttelfrost
- Bakteriurie
- Nierenschmerzen
- Schmerzhafte Miktion.

Therapie
- Antibiose, ggf. Dauerprophylaxe
- Symptomatisch.

Blutkrankheiten

Aufgrund des hohen Eisenbedarfs des Feten kommt es häufig zu einer Anämie in der 2. Schwangerschaftshälfte.
- Gefahren: Frühgeburt, hypovolämischer Schock bei stärkeren Blutverlusten unter der Geburt sowie erhöhte Infektionsgefahr im Wochenbett.

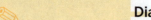

Diabetes mellitus

Häufig kann durch die Gravidität ein bisher latenter Diabetes manifest werden.

Gefahren für die Schwangere
- Stoffwechselsituation verschlechtert sich
- Harnwegsinfekte treten gehäuft auf
- SIH (☞ 4.12).

Gefahren für das Kind bei unzureichender Blutzuckereinstellung
- Erhöhte Fehl- und Frühgeburtsrate
- Entwicklung von übergewichtigen, aber unreifen Kindern
- Atemstörungen und Hypoglykämien treten gehäuft auf.

Therapie
- Sorgfältige Einstellung der mütterlichen Blutzuckerwerte, Diät einhalten
- Schulung
- Wiederholte stationäre Kontrollen
- Schwangerschaft bei Verdacht auf eine intrauterine Gefährdung des Kindes oder bei Gefahr für die Mutter vorzeitig beenden.

Morbus hämolyticus neonatorum

Eine Blutgruppen- oder Rhesusfaktorendifferenz zwischen Mutter und Kind kann dazu führen, dass die Mutter durch den Kontakt mit kindlichem Blut Antikörper gegen ein bei ihr nicht vorhandenes Antigen bildet. Bei der nächsten Schwangerschaft z.B. einer Rh-negativen Mutter und einem Rh-positiven Kind können so die von der Mutter gebildeten Antikörper durch die Plazenta auf das Kind übertragen werden.

Symptome
- Angeborene Anämie
- In schweren Fällen bildet sich ein Ikterus gravis mit der Gefahr der Hirnschädigung aus
- Angeborene Wassersucht.

Therapie
- Schwangerschaft vorzeitig beenden
- Intrauterine Bluttransfusionen
- Prophylaxe: Blutgruppe und Rhesusfaktor bestimmen, ggf. Anti-D-Immunglobulin.

Anomalien und Komplikationen der Plazenta

Blasenmole

Überschießende Gewebsproliferation der Plazentazotten und des Trophoblasten (= Zellen an der Außenseite der Blastozyste). Als Folge kann die Frucht nicht wachsen → es kommt zum Abort.

Ursache
Entartung des Trophoblasten mit vorherigem oder anschließendem Absterben des Embryos.

Symptome
- Blutung nach mehrwöchiger Amenorrhoe
- Stark erhöhter HCG-Spiegel
- Vergrößerter Uterus
- Fehlen der sicheren Schwangerschaftszeichen.

Therapie
- Medikamentöse Austreibung der Blasenmole durch Gabe von Prostaglandinen (Wehenmittel)
- Ausräumung des Uterus durch Abrasio
- Regelmäßige Kontrollen des HCG-Spiegels.

Plazenta praevia
Abnormer Sitz der Plazenta.

Ursachen
- Mehrfachgeburten
- Abrasien wegen Narbenbildung am Endometrium
- Hohes Alter der Schwangeren.

Symptome
- Schmerzlose Genitalblutung im letzten Trimenon, die lebensbedrohliche Ausmaße annehmen kann
- Evtl. posthämorrhagischer Schock bei schweren Blutungen nach der 38. SSW.

Therapie
- Abhängig von Stärke und Zeit der Blutung
- Bei leichten Blutungen vor der 36. SSW: Bettruhe, Tokolyse, Hb-Kontrolle
- Bei schweren, lebensbedrohlichen Blutungen nach der 38. SSW: sofortige Schnittentbindung sowie Bekämpfung des Schocks.

Vorzeitige Plazentalösung
Lösung der normalsitzenden Plazenta nach der 28. SSW; die Plazenta löst sich vollständig oder teilweise von der Uteruswand.

Ursachen
- Oft unklar
- Gefäßveränderungen
- Traumen
- Hypertonie.

Symptome
- Meist vaginale Blutungen
- Brettharte Spannung der Uteruswand
- Plötzlich einsetzender Bauchschmerz
- Schockzeichen.

Komplikationen
- Je nach Ausdehnung der Plazentalösung ist das Kind durch Sauerstoffmangel gefährdet
- In schweren Fällen kommt es akut zum intrauterinen Fruchttod.

Therapie
- Sofortige Schnittentbindung
- Kreislaufkontrolle
- Volumenzufuhr.

Plazentainsuffizienz
Eine meist durch Minderdurchblutung oder Degeneration verursachte ungenügende Plazentafunktion führt zu einer eingeschränkten Nähr- und Sauerstoffzufuhr sowie zu einer verminderten Hormonsynthese.

Ursachen
- SIH
- Diabetes mellitus, Infektionen, hohes Alter
- Übertragung, Mehrlingsschwangerschaft
- Nikotin- oder Drogenabusus
- Plazenta praevia oder Ablösung der Plazenta.

Diagnostik
- Sonographie
- Kardiotokographie (CTG)
- Dopplersonographie
- Hormonausscheidungsbestimmung von Östrogen und HPL.

Therapie
- Körperliche Schonung, Bettruhe
- Behandlung der Grundkrankheit
- Durchblutungsfördernde Medikamente verabreichen.

4.12 Erkrankungen in der Schwangerschaft

Extrauterine Schwangerschaft

Einnistung und Entwicklung einer befruchteten Eizelle außerhalb der Uterushöhle in den Tuben, Ovarien oder der freien Bauchhöhle sowie im Gebärmutterhals.

Tubargravidität

Eileiterschwangerschaft. Häufigste Form der extrauterinen Schwangerschaften.

Ursachen
- Vorherige Eileiterentzündung
- Vernarbung oder Verklebung des Eileiters nach OP oder Entzündung.

Symptome:
- In der 12. SSW kommt es in der Regel aufgrund ungünstiger Ernährungsbedingungen in der Tubenwand zum Absterben des Embryos mit folgenden Symptomen: leicht ziehende Schmerzen im Unterleib, tastbar verdickte Adnexe, Spannungsbeschwerden, Schmierblutungen 6–8 Wochen nach der letzten Menstruation und Blutansammlung im Douglas-Raum
- Erfolgt die Einnistung der Frucht in den weiten Tubenabschnitten, so verläuft die Tubargravidität meist als Tubarabort.

Komplikation Tubarruptur mit den Symptomen eines akuten Abdomens.

Therapie Laparaskopische Entfernung des abgestorbenen Feten, bei Tubarruptur Entfernung der Tube.

Abort

Die Schwangerschaft wird vor Ablauf der 28. SSW beendet.

Ursachen
- Am häufigsten Chromosenaberrationen der befruchteten Eizelle
- Plazenta ist fehlerhaft angesiedelt
- Fehlbildungen der Genitalorgane
- Stoffwechselerkrankungen, Infektionen, Traumen
- Alkohol-, Nikotin- und Drogenabusus.

Abortus imminens

Drohende Fehlgeburt. Es kommt zu leichten Blutungen und ziehenden Schmerzen im Unterleib bei noch geschlossenem Muttermund.

Therapie
- Bettruhe, Sedierung
- Evtl. wehenhemmende Medikamente verabreichen.

Abortus incipiens
Beginnende Fehlgeburt.

Symptome
- Stärkere Blutungen bei bereits geöffnetem Muttermund
- Frucht ist bereits abgestorben.

Therapie
- Frucht medikamentös mit Wehenmitteln austreiben
- Abrasio zur vollständigen Ausräumung des Uterus.

Abortus incompletus
Unvollständige Fehlgeburt. Plazenta oder Teile der Frucht befinden sich in der Gebärmutter oder in der Vagina.

Therapie Abrasio.

Abortus completus
Vollständige Fehlgeburt. Frucht ist vollständig ausgestoßen, der Uterus ist leer.

Therapie Sicherheitshalber Abrasio.

Abortus febrilis
Fieberhafte bzw. komplizierte Fehlgeburt.

Ursache Aufsteigende Infektion der Uterushöhle mit Fieber, Leukozytose und starken Schmerzen, wobei die Infektion auf die Tuben bzw. das Peritoneum übergehen oder sich sogar eine Sepsis entwickeln kann.

Therapie
- Hochdosierte Antibiose
- Abrasio.

4.13 Störungen der Geburt

Störungen der Wehentätigkeit und der Muttermunderöffnung
Häufigste Störung unter der Geburt.

Wehenschwäche
Zu seltene und zu schwache Wehen mit zu geringer Dauer.

Ursachen
- Zentrale Regulationsstörungen
- Anatomische Veränderungen (Hypoplasien), Myome
- Überdehnung der Uteruswand
- Erschöpfung.

Therapie
- Oxytocin® verabreichen
- Bei verzögertem Geburtsverlauf Elektrolyte und Glukose geben
- Ggf. Blasensprengung und Muttermunddehnung.

Hypertone bzw. Hyperaktive Wehenstörung
Zu schnell aufeinander folgende und zu starke Wehen mit hohen intrauterinen Druckwerten, wodurch es zu einer Mangeldurchblutung des Uterus und weniger wirksamen Wehen kommen kann.

Ursachen
- Angst, Verkrampfung
- Überdosierung von Wehenmitteln
- Enges Becken.

Therapie
- Psychologische Führung der Kreißenden durch Entspannungsübungen und Psychorelaxantien
- Analgesie
- Kontinuierliche CTG Überwachung.

Zervixdystokie
Muttermunderöffnung ist stark verzögert oder ungenügend.

Ursachen
- Hypertone Wehenstörungen
- Uteruskontraktionen verlaufen von unten nach oben
- Vorangegangene Zervix-OP.

Therapie
- Aufdehnung
- Hypertone Wehenstörung behandeln
- Analgetika, Spasmolytika
- Sectio.

Vorzeitiger Blasensprung
Das Fruchtwasser geht ab, bevor die Wehen einsetzen.

Ursachen
- Scheidenentzündung, Plazentitis
- Erhöhter Druck durch Mehrlinge
- Instabile Eihäute.

Komplikationen
- Nabelschnurvorfall
- Frühgeburt
- Aszendierende Infektion mit Gefahr für das Kind.

Therapie
- Möglichst rasche Geburtseinleitung beim reifen Kind
- Bettruhe, Antibiose, wehenhemmende Medikamente.

Regelwidrigkeit des Geburtsmechanismus

Einstellungsanomalien
Kopf bzw. Schulter hat sich durch ausgebliebene bzw. fehlerhafte Drehung nicht dem Geburtskanal angepasst.

Ursachen
- Abweichende Kopfform wie Rundschädel und Turmschädel
- Abnormer Geburtskanal.

Beispiele
- Hoher Gratstand
- Tiefer Querstand
- Hintere Hinterhauptslage
- Hoher und tiefer Schultergratstand.

Komplikationen   Geburtsstillstand → Sectio, Vakuum- oder Zangengeburt.

Haltungsanomalien
Kopf hat die für die Formanpassung erforderliche Beugung nicht vollzogen und ist in eine Streckhaltung übergegangen. Spontangeburt möglich, aber meist verzögert.

Beispiele
- Vorderhauptslage
- Stirnlage
- Gesichtslage.

Beckenendlagen
Anstelle des Kopfes hat das Becken die Führung im Geburtskanal übernommen.

Beispiele
- Steißlage
- Steißfußlage
- Fuß- oder Knielage.

Ursachen
- Frühgeburt
- Übermäßige Beweglichkeit des Kindes
- Behinderung der Kindsdrehung bei Riesenkindern oder Uterusmissbildungen
- Plazenta praevia.

Komplikationen
- Vorzeitiger Blasensprung und Frühgeburt
- Vorfall und Kompression der Nabelschnur
- Verminderte Sauerstoffversorgung des Feten während der Geburt.

Therapie   Sectio wegen der hohen Komplikationsrate.

Querlage
Das Kind befindet sich quer in der Uterushöhle, dadurch absolute Geburtsunmöglichkeit, da das Kind den Geburtskanal nicht passieren kann.

Therapie   Versuch der äußeren Wendung vor Wehenbeginn, sonst Sectio.

Regelwidrige Geburtsdauer

Der protrahierte Geburtsverlauf
Geburtsdauer von mehr als 12 Stunden bei Erstgebärenden bzw. 8 Stunden bei Mehrgebärenden.

Ursachen
- Wehenstörungen
- Veränderungen des Geburtskanals
- Regelwidrigkeiten des Geburtsmechanismus.

Gefahren
- Hypoxie
- Infektionen.

Therapie
- Vakuumextraktion, Zangenextraktion
- Sectio.

Die überstürzte Geburt

Geburtsdauer weniger als 3 Stunden, vor allem bei Mehrgebärenden. Eine Gefahr für das Kind ist nicht gegeben.

Die Sturzgeburt

Das Kind stürzt innerhalb einiger Minuten aus dem Geburtskanal heraus (oft sog. »Toilettengeburt«). Gefahr: Nabelschnurruptur, Verletzungen.

Intrauterine Asphyxie

Wichtigste Gefährdung des Kindes während der Schwangerschaft und unter der Geburt als Folge eines Sauerstoffmangels.

Ursachen
- Störungen des Sauerstofftransportes von der Mutter zum Kind wie Herz-Kreislauf-Versagen, Anämie der Mutter, Eklampsie und Blutdruckabfall
- Störungen der uterinen Gefäße wie SIH, hyperaktive Wehenstörung, verzögerter Geburtsverlauf und Plazentainsuffizienz
- Störungen des Nabelschnurkreislaufs wie Nabelschnurvorfall und Nabelschnurknoten
- Fetale Ursachen wie Anämie des Feten, Riesenkind und Mehrlinge.

Diagnostik
- Anamnestische Hinweise
- CTG
- Fetale BGA
- Mekoniumhaltiges Fruchtwasser.

Therapie
- Wehenhemmung
- Operative Geburtsbeendigung durch Vakuum- oder Zangenextraktion bzw. Sectio.

Mütterliche Geburtsverletzungen

Verletzungen von Vulva und Vagina

Ursache Starke Spannungen während der Geburt

Therapie Blutendes Gefäß umstechen, andernfalls adaptierende Nähte in Lokalanästhesie.

Scheidendammriss
- Häufigste mütterliche Verletzung
- Prophylaxe: Dammschnitt, während die vorangehenden Kindsteile durchtreten

Therapie Nach der Geburt chirurgische Versorgung der Schnittwunde.

Hämatome
Vorkommen: Vulvabereich, Parametrium.

Therapie Hämatom eröffnen und blutendes Gefäß umstechen.

Zervixruptur
Einrisse im Bereich der Uterusarterie lösen eine lebensbedrohliche Blutung aus. Häufig bei operativen Entbindungen.

Symptome Blutung trotz vollständiger Entleerung des Uterus und guter Kontraktion.

Therapie Bei größeren Rissen Zervix im Spekulum einstellen und Nahtversorgung.

Uterusruptur
Uteruswand zerreißt durch Narbenruptur nach Myomausschälung, vorangegangener Sectio oder selten durch Traumen.

Symptome Schnell auftretende Blutung in den Bauchraum mit nachfolgendem posthämorrhagischem Schock, Ausfall der kindlichen Herztöne durch Absterben des Kindes.

Therapie
- Tokolyse und Sectio bei drohender Ruptur
- Bei eingetretener Ruptur: Laparatomie mit Naht oder Extirpation des Uterus.

Regelwidrigkeit der Nachgeburtsperiode

Verzögerte Plazentalösung/Lösungsblutungen
Ursachen
- Wehenschwäche
- Überfüllte Harnblase
- Plazentazotten sind zu tief in die Uteruswand eingewachsen (Plazenta increta).

Symptome Teillösung der Plazenta führt zu Lösungsblutungen, da die Gefäße so lange eröffnet sind, bis die Nachgeburt vollständig ausgestoßen ist.

Therapie
- Blasenentleerung
- Kontraktionsmittel
- Ggf. Plazenta in Narkose manuell lösen.

Unvollständige Plazentalösung

Symptom Vaginale Blutungen.

Therapie
- Uterusaustastung und manuelle Lösung, Abrasio
- Komplikationen: Blutung, Plazentapolyp, Infektionen.

Uterusatonie

Auftreten von Blutungen, auch bei vollständig entleertem Uterus, als Folge einer Kontraktionsschwäche nach langer Geburtsdauer oder überdehntem Myometrium.

Symptom Massive vaginale Blutungen.

Therapie
- Kontraktionsmittel geben, Uterus »ausdrücken«
- Bei nicht stehender Blutung: Uterus mit dem Ziel der Entfernung zurückgebliebener Gewebereste austasten; evtl. Uterusextirpation
- Schockbekämpfung.

4.14 Störungen des Wochenbettes

Wochenbett: Zeit von der Geburt bis zur vollständigen Rückbildung der schwangerschaftsbedingten Veränderungen, in der Regel 5–6 Wochen.

Verzögerung der Uterusrückbildung (Subinvolutio uteri)

Verlangsamte und unvollständige Rückbildung der Gebärmutter im Wochenbett.

Ursachen
- Uterusüberdehnung
- Lange Geburtsdauer
- Nicht stillende Wöchnerin
- Myome.

Symptome
- Hoch stehender, weicher Uterus
- Verstärkte und vermehrt blutige Lochien.

Therapie
Kontraktionsmittel verabreichen.

Lochialstauung

Stauung des Lochialsekretes.

Ursachen
- Zervixspasmus
- Zervix ist mit Eihautresten verlegt
- Z.n. Sectio.

Symptome
- Rückbildungsverzögerung des Uterus (s.o.)
- Fester, druckempfindlicher Uterus
- Verminderter Lochialfluss, meist übel riechend
- Subfebrile Temperaturen.

Therapie
- Spasmolytika und Kontraktionsmittel verabreichen
- Evtl. mechanische Öffnung der Zervix.

Infektionen im Wochenbett (Puerperalsepsis)

Begünstigende Faktoren
- Schwieriger Geburtsverlauf
- Geburtshilfliche Eingriffe
- Verzögerte Uterusrückbildung mit Lochialstau
- Vorzeitiger Blasensprung
- Mangelnde Asepsis, zu häufige Untersuchungen.

Symptome
- Je nach Ausmaß der Infektion, von der leichten Endometritis bis zum generalisierten septischen Kindbettfieber
- Treten meist in der 2. Woche nach der Entbindung auf
- Fieber, Schüttelfrost
- Schmerzhafter Uterus
- Eitriger, übel riechender Wochenfluss
- Bei hämatogener Ausbreitung: Kindbettfieber mit septischem Fieber, reduzierter Allgemeinzustand, Schock mit Versagen von Leber, Nieren und Gerinnungssystem.

Therapie
- Möglichst früh und konsequent, um die Ausbreitung der Infektion zu verhindern
- Kontraktionsmittel verabreichen, da eine verminderte Durchblutung die Keimausbreitung dämmt
- Östrogen zur physiologischen Wiederherstellung der Uterusschleimhaut
- Antibiose, evtl. Cortisol®
- Generalisierte Sepsis: zusätzlich Schocktherapie.

Mastitis puerperalis

Meist durch Staphylokkus aureus hervorgerufene Entzündung der Brustdrüse.

Ursachen
- Kleine Einrisse in der Mamille als Eintrittspforte
- Mangelnde Hygiene, z.B. Kontamination mit Lochialsekret
- Milchstau begünstigt Infektion.

Symptome
- Betroffene Brust ist gerötet, geschwollen und schmerzhaft
- Fieber.

Therapie
- Brustentleerung und Ruhigstellung
- Kühlen
- Ggf. Prolaktinhemmer
- Ggf. Antibiose.

Thrombose und Embolie

Ursachen
- Immobilität
- Schwangerschaftsbedingte Tonusverminderung der Gefäße
- Vermehrte Bildung von Varizen durch behinderten venösen Blutfluss.

Symptome
☞ Thrombo-Embolie-Prophylaxe, 1.5.

Therapie
☞ Thrombo-Embolie-Prophylaxe, 1.5.

Prophylaxe
- Frühmobilisation nach der Geburt
- Kompressionsstrümpfe
- Wochenbettgymnastik.

Erkrankungen der Harnorgane

Harnverhalt
Folge des noch mangelhaften Blasentonus sowie eines durch die Entbindung entstandenen Ödems im Bereich des Blasenausgangs.

Therapie
- Wärmeauflagen, Blasentee
- Medikamentöse Tonussteigerung, evtl. Spasmolytika
- Evtl. Katheterismus.

Zystitis
Blasenentzündung.
- Meist auf der Basis einer unzureichenden Blasenentleerung mit nachfolgender Keimaszendierung
- Wird besonders durch häufiges und unsachgemäßes Katheterisieren gefördert.

Therapie
- Ausreichende Blasenentleerung
- Wärmeauflagen
- Antibiose.

Harninkontinenz
- Meist Folge einer unzureichenden Sphinkterfunktion
- Tritt am häufigsten bei Mehrgebärenden mit einer Bindegewebsschwäche auf.

Therapie Intensive Beckenbodengymnastik.

Wochenbettpsychose

Durch die hormonelle Umstellung und die Konfrontation mit einer völlig neuen Lebenssituation kommt es nicht selten zu leichten depressiven Verstimmungen von kurzer Dauer, die nicht behandlungsbedürftig sind. Anhaltende Depressionen können sich zur manifesten Psychose entwickeln.

Therapie Psychiatrische Behandlung (Suizidgefahr).

5 Krankheitslehre Psychiatrie und Neurologie

Psychiatrie ist die Lehre von den seelischen Erkrankungen, deren Therapie und Prävention sowie der Rehabilitation der Patienten in die Gesellschaft.

5.1 Störungen im Kindes- und Jugendalter

Oligophrenie

Angeborene bzw. während der Geburt erworbene Intelligenzminderung.

Ursachen
- Genetisch bedingt durch Chromosomenanomalien, z.B. DOWN-Syndrom
- Plazentainsuffizienz während der Schwangerschaft
- Gifte wie Drogen, Alkohol oder Nikotin, Infektionen, Medikamente während der Schwangerschaft
- Schädel-Hirn-Traumen oder Sauerstoffmangel während der Geburt
- Stoffwechselerkrankungen wie Diabetes mellitus.

Einteilung

Debilität
- Begrenzt bildungsfähig
- Selbstständigkeit in der Regel erreichbar.

Imbezillität
- Nicht ausreichend bildungsfähig
- Hilfe notwendig, um im Alltag zurecht zu kommen
- Begrenzte Selbstständigkeit möglich
- Schnelle Überforderung.

Idiotie
- Nicht bildungsfähig
- Weitgehend pflegebedürftig
- In der Regel keine Sprache oder Beherrschung der Körperfunktionen.

Symptome
- Verzögerte Entwicklung des Säuglings
- Apathie
- Gestörte Psychomotorik
- Wahrnehmung verlangsamt und lückenhaft
- Affekte flach, leicht wechselnd.

Diagnostik
- IQ-Test
- Ausschluss einer metabolischen Störung.

Therapie
- Heilpädagogische Unterstützung
- Permanentes Training der verbliebenen geistigen Fähigkeiten
- Unterbringung in heilpädagogischen Institutionen und Sonderschulen, je nach Schweregrad und Ausprägung.

Autismus

Kontaktstörung mit Rückzug in die eigene Vorstellungs- und Gedankenwelt, die mit einer Isolation von der Umwelt einhergeht, z.B. bei Schizophrenie.

Symptome
- Entwicklungsrückstand
- Stereotypien
- Kontaktstörungen
- Verzögerte Sprachentwicklung
- Evtl. Intelligenzdefekt.

Therapie
- Heilpädagogische Maßnahmen
- Evtl. Verhaltenstherapie.

Störungen der Ausscheidung

Ursachen
- Verhaltensstörung der Eltern
- Evtl. organische Ursachen.

Symptome
- Encopresis (= Einkoten)
- Enuresis (= Einnässen)
- Emesis (= Erbrechen).

Therapie
- Organische Ursache ausschließen
- Psychotherapie
- Evtl. Familientherapie.

Essstörungen

Anorexia nervosa
Psychogene Essstörung mit verzerrter Einstellung gegenüber der Nahrungsaufnahme, Angst vor Übergewicht und Krankheitsverleugnung. Ist oft ein unbewusster Versuch junger Frauen, die Entwicklung zur Frau rückgängig zu machen.

Symptome
- Erheblicher Gewichtsverlust bis zur Kachexie
- Primäre oder sekundäre Amenorrhoe
- Depressionen
- In chronischen Fällen: Übergang in eine Bulimia nervosa.

Therapie
- Organische Ursachen ausschließen
- Psychotherapie
- Gewichtsrekonstruktion, im Akutstadium meist stationär.

Bulimia nervosa
»Ess-Brech-Sucht«, bei der exzessiv meist hochkalorische Nahrungsmengen in kürzester Zeit zugeführt und anschließend Maßnahmen ergriffen werden, um das Körpergewicht in einem normalen Rahmen zu halten, z.B. durch selbst herbeigeführtes Erbrechen oder Missbrauch von Laxantien.
Häufig gehen Übergewicht oder Anorexia nervosa der Entwicklung dieses Syndroms voraus.

Therapie
Psychotherapie, Verhaltenstherapie.

5.2 Exogene Psychosen

Psychische Störung, die auf eine organische Ursache zurückzuführen ist.

Ursachen
- Hirntumor, Schädel-Hirn-Trauma
- Intoxikation, Infektion
- Hirnatrophie
- Epilepsie
- Hormonelle Störungen
- CVI (cerebro-vasculäre Insuffizienz).

Symptome
- Bewusstseinsstörungen
- Ich-Erlebensstörungen
- Gedächtnisstörungen, evtl. Konfabulationen
- Denkstörungen
- Orientierungsstörungen
- Wahnvorstellungen und Halluzinationen
- Affektstörungen.

Akute organische Psychosen

Psychische Störungen, die infolge einer umschriebenen oder diffusen Schädigung des Gehirns plötzlich auftreten.

Delir

Reversible Psychose.
- Ursache: meist Suchtverhalten, z.B. bei Medikamenten- oder Alkoholabusus
- Auslöser: plötzlicher Entzug der Droge, häufig durch Krankenhausaufenthalt

Symptome
- Erste Anzeichen: motorische Unruhe, Zittern, Schwitzen und Tachykardie
- Bewusstseinsstörungen
- Wahrnehmungsstörungen mit Illusionen, optischen und akustischen Halluzinationen
- Orientierungsstörungen, Denkstörungen
- Oft begleitet von epileptischen Anfällen.

Therapie
- Insbesondere bei älteren Patienten die Flüssigkeitszufuhr, Kreislaufverhältnisse, den Blutzuckerspiegel und evtl. Medikamentenunverträglichkeit überprüfen
- Medikamente: Distraneurin®, Neuroleptika (Haldol®), Benzodiazepine, Carbamazepin (Tegretal®)
- Patienten mit Distraneurintherapie werden engmaschig überwacht, evtl. sogar intensivpflichtig.

Durchgangssyndrom

Körperlich begründbare Psychose, die reversibel ist und ohne Bewusstseinsstörungen auftritt. Leichte, mittelschwere und schwere Formen des Durchgangssyndroms sind möglich.

Symptome
- Konzentrationsschwäche
- Affektstörungen
- Gedächtnisstörungen

- Halluzinationen
- Verlangsamung geistiger Abläufe
- Alle diese Symptome bei klarem Bewusstsein.

Therapie   Symptomatisch mit Neuroleptika.

Chronische organische Psychosen

Schleichender Abbauprozess von Hirnsubstanz.

Demenz

Fortschreitender Verlust, vor allem von Großhirnfunktionen.

Ursachen
- M. ALZHEIMER
- Vaskuläre Demenz
- Gehirnschädigung durch Alkoholabusus, Infarkte, Infektionskrankheiten.

Symptome
- Bei vaskulärer Demenz plötzlich beginnend, sonst schleichend
- Konzentrationsstörungen, Orientierungsstörungen, Gedächtnisstörungen
- Eingeschränktes Reaktionsvermögen
- Wesensveränderungen
- Affektive Störungen
- Antriebsschwäche
- Paranoide Symptome, Unruhe.

Therapie
- Kausale Therapie bisher nicht bekannt
- Aktivierende Pflege
- Psychologische und psychosoziale Betreuung, z.B. Gehirnjogging, Ergotherapie, Musik-, Gestaltungs- und Bewegungstherapie
- Nootropika (hirnstoffwechsel- und vasoaktive Substanzen): Acetylsalicylsäure, Isoptin®, Adalat®, Nimotop®, Trental®

Morbus ALZHEIMER

Diffuse Hirnatrophie.
- Häufigste Ursache einer Demenz
- Beginnt unmerklich.

Symptome
- Diskrete Gedächtnisstörungen
- Konzentrationsschwäche
- Wortfindungsstörungen, verwaschene Sprache

- Orientierungsstörungen
- Schlafstörungen
- Im Endstadium Pflegebedürftigkeit und Unfähigkeit zur Kommunikation.

Therapie
- Abbauprozess schrittweise durch möglichst lange Beschäftigung aufhalten
- Neuroleptika
- Eine sichere medikamentöse Behandlung ist nicht bekannt.

5.3 Endogene Psychosen

Psychose, die ohne erkennbare organische Ursache auftritt.

Bipolare Zyklothymie/Manisch-depressive Psychose

Erkrankung mit Wechsel zwischen manischen (= gehobene, euphorische Stimmung) und depressiven (= traurige Stimmung) Phasen.
- Kann rezidivierend oder einmalig auftreten
- Depressive Phasen sind häufiger als manische Phasen.

Symptome
Manische Phase
- Antriebssteigerung
- Ideenflucht: permanenter Rededrang, großer Einfallsreichtum, häufiger Themenwechsel
- Stimmungshoch, Größenwahn, Konsumrausch
- Fehlende Krankheitseinsicht
- Schlafstörung
- Störung der Nahrungsaufnahme.

Depressive Phase
- Durchschlafstörungen
- Appetitlosigkeit
- Morgentief
- Bewegungsarmut
- Innere Unruhe
- Gefühllosigkeit
- Grübelzwang
- Schuldwahn, Verarmungswahn
- Suizidgefahr.

Therapie
Prophylaxe nach bereits behandelter Psychose durch Therapie mit Lithiumsalzen.

Manische Phase
- Medikamente, z.B. Neuroleptika, Carbamazepin
- Anschließende Psychotherapie
- Gegebenenfalls stationäre Therapie.

Depressive Phase
- Medikamente, z.B. Antidepressiva, Neuroleptika, Benzodiazepine
- Psychotherapie
- Schlafentzug
- Elektrokrampftherapie bei Notfällen oder Medikamentenresistenz.

Monopolare Zyklothymie

Kein Wechsel zwischen manischen und depressiven Phasen, sondern entweder manisch oder depressiv.
Symptome und Therapie ☞ Bipolare Zyklothymie.

Involutionsdepression/Altersdepression

Altersbedingte hirnorganische Abbauvorgänge ab dem 50. Lebensjahr. Oft mit depressiven Wahninhalten verbunden.

Symptome
- Depersonalisation, Derealisation
- Angst, Hoffnungslosigkeit
- Vermindertes Selbstwertgefühl, innere Leere
- Gehemmtheit, Verlangsamung
- Somatische und hypochondrische Beschwerden.

Therapie
- Entsprechende Medikamente verabreichen
- Psychologische Unterstützung
- Sozialtraining.

Schizophrenie

»Spaltungs-Irrsein«, gekennzeichnet durch ein Nebeneinander von gesunden und veränderten Wahrnehmungen und Verhaltensweisen. Die Ursache ist unbekannt.

Symptome
- Denkstörungen: wirre, unlogische Sprache, starker Rededrang, bizarrer Sprachstil, Wortneubildungen
- Affektivitätsstörungen: unpassende emotionale Reaktion auf die gegenwärtige Situation
- Antriebsstörungen: Autismus, Ambivalenz, Katatonie

- Begleitende Symptome: Wahrnehmungsstörungen, Halluzinationen, Ich-Störungen, Wahnideen und -vorstellungen.

Therapie
- Medikamente, vor allem Neuroleptika und Benzodiazepine
- Arbeits-, Verhaltens- und Psychotherapie.

Hebephrenie
Schizophrenie im Jugendalter bzw. in der Pubertät.

Symptome
- Antriebsarmut
- »Läppische« Grundstimmung
- Soziale Isolation
- Abnehmende geistige Leistungsfähigkeit
- Unangemessene Reaktion im Affekt
- Sinnestäuschungen und Wahnsymptome
- Erheblicher Persönlichkeitsabbau.
- Langer, ungünstiger Verlauf.

Therapie
- Neuroleptika
- Verhaltens- und Familientherapie.

Paranoid-halluzinatorische Schizophrenie
Wahnvorstellungen und Halluzinationen stehen bei dieser Form der Schizophrenie im Vordergrund.
- Schwer zu therapieren, selten Krankheitseinsicht
- Häufige Rezidive.

Symptome
- Verfolgungswahn
- Größenwahn
- Halluzinationen.

Therapie
- Im akuten Schub Gabe von hochpotenten Neuroleptika
- Depotmedikamente als Langzeittherapie.

Katatone Schizophrenie
Zusätzliche Störung der Motorik.

Symptome
- Mutismus (= völlige Unbeweglichkeit bei erhaltenem Bewusstsein)
- Stupor (= anhaltende Starre)
- Erregung mit sprachlichen und motorischen Erregungszuständen

- Katalepsie (= ggf. tagelanges Verharren in unbequemer Haltung).

Therapie   Elektrokrampftherapie, wenn medikamentöse Therapie versagt.

Schizophrenia simplex

Symptomarme Form der Schizophrenie, die zu Beginn oft unbemerkt ist. Wahn und katatone Symptome treten nicht auf.

Symptome   Verlust von Antrieb und Vitalität, verbunden mit beruflichen und zwischenmenschlichen Problemen.

5.4 Neurosen

Seelische Fehlentwicklung, oft in Zusammenhang mit traumatischen Erlebnissen, die nicht richtig verarbeitet wurden.

Ursachen
- Unverarbeitete, verdrängte Konflikte
- Massiv unterdrückte Triebe in der Kindheit oder Jugend
- Fehlgewohnheiten, die von anderen abgeschwächt vorgelebt wurden, wie z.B. die Angst vor Tieren oder Platzangst.

Psychoneurosen

Neurosen, die sich in einem klar beschreibbaren psychischen Symptom äußern, z.B. Angst, Phobie oder Zwang.

Angstneurose

Kurzzeitige Zustände diffuser Angst oder Panik, die keiner bestimmten Situation zuzuordnen sind.

Ursachen   Evtl. psychosexuelle Fehlentwicklung, übertriebene Fürsorge der Eltern.

Symptome
- Beklemmungsgefühl, Anspannung
- Schlafstörungen
- Niedergeschlagenheit
- Bei Panikattacken: Schwitzen, Schwindel, Atemnot, Zittern.

Therapie
- Psychotherapie, evtl. Sedativa
- Verhaltenstherapie.

Phobische Neurose
Angst vor bestimmten Objekten oder Situationen, z.B. Klaustrophobie (= Angst in engen Räumen), Akrophobie (= Höhenangst) oder Tierphobien. Kann ohne Behandlung chronisch werden.

Therapie Systematische Desensibilisierung, Verhaltenstherapie.

Zwangsneurose
Von außen aufdrängende Vorstellungen, Gedanken und Impulse; es ist dem Patienten trotz Einsicht in die Unsinnigkeit seines zwanghaften Handelns nicht möglich, diese zu unterlassen.
- Z.B. Waschzwang, Ordnungszwang, Kontrollzwang
- Gehorcht der Patient diesen Zwängen nicht, so stellt sich quälende Angst ein.

Therapie Psychotherapie, Medikamente wie Antidepressiva, Neuroleptika.

Charakterneurosen
Neurosen, gekennzeichnet durch neurotische Verhaltensweisen.

Depressive Neurose
Neurose, die ihre Ursache in einem unbewussten, nicht verarbeiteten Konflikt hat. Häufigste Neuroseform.

Symptome
- Selbstvorwürfe
- Niedergeschlagenheit, Antriebshemmung, Depression
- Leistungsschwäche, Schlafstörungen
- Autoaggressionen
- Auslösung psychosomatischer Erkrankungen
- Suizidgefahr.

Therapie
- Ursachenforschung wie analytische Psychotherapie
- Antidepressiva.

Hysterische Neurose/Konversionsneurose
Verschiedene Formen von Ausfallserscheinungen ohne erkennbare organische Ursache.

Ursache Unbewältigte seelische Konflikte werden in das Unbewusste verdrängt und kommen als körperliche Krankheitssymptome wie z.B. Lähmungen, Taubheit oder Blindheit wieder zutage.

Therapie Gesprächs- und Psychotherapie.

Hypochondrie

Sachlich nicht begründbar Sorge um die Gesundheit und unrealistische Krankheitsbefürchtungen. Kann auf unterschiedliche Organe bezogen sein.

Therapie

- In der Regel keine Medikamente, da sie dem Kranken das Gefühl geben, an einer objektiv fassbaren Krankheit zu leiden
- Nur in schweren Fällen mit echter Funktionseinschränkung von Organen kann ein Versuch der Behandlung mit Psychopharmaka erfolgen
- Autogenes Training, Psychotherapie.

5.5 Persönlichkeitsstörungen

Verhaltens- und Erlebnisweisen mit besonderer Ausprägung des Gefühls-, Stimmungs- und Sozialverhaltens; die Persönlichkeit weicht von der gesellschaftlichen Norm ab.

Ursachen

- Vererbung
- Leichte Hirnschädigung bei der Geburt
- Ungünstige soziale Bedingungen in der frühen Kindheit.

Therapie

- Psychotherapie, z.B. in der Gruppe
- Soziotherapie
- Psychopharmaka, allerdings nur in akuten Krisen.

Hyperthymie

Persönlichkeit mit gehobener Grundstimmung, nicht pathologische Lebhaftigkeit.

Symptome

- Übermäßige Aktivität
- Kontaktfreudigkeit, Redseligkeit
- Gehobenes Selbstbewusstsein
- Distanzlosigkeit und Enthemmung.

Hysterie

Persönlichkeitsstruktur, bei der Geltungsbedürfnis, Egozentrik und ein Bedürfnis nach Anerkennung im Vordergrund stehen.

Symptome

- Je nach Ort und Anlass wechselndes Verhalten
- Geltungs- und Erlebnissucht
- Intensives Kontaktbedürfnis
- Gefühllosigkeit, Beziehungsschwäche
- Neigung zur Dramatisierung und überzogenen Darstellung
- Theatralisches Verhalten.

Anankasmus

Ängstliches und äußerst gewissenhaftes Verhalten bis hin zum zwanghaften Denken oder Handeln, ähnlich der Zwangsneurose.

Symptome

- Übergenauigkeit, Perfektionismus, Pedanterie
- Übertriebene Ordnung
- Angst vor Kontakten
- Z.B. gleiche Abstände der Kleiderbügel im Schrank, nächtliche Kontrolle der Wasserhähne, Putzzwang, Kontrollzwang.

Depressive Persönlichkeit

Störung der Affektivität.

Symptome

- Traurige Stimmung
- Pessimistische Grundhaltung
- Niedergeschlagenheit
- Kontaktarmut, Hemmungen.

Asthenie

Kraftlosigkeit, Schwäche.

Symptome

- Rasche Ermüdbarkeit, geringes Durchhaltevermögen
- Schlafstörungen
- Depressivität.

Querulanz

Nörgelsucht.

Symptome

- Aggressivität
- Der Patient ist darauf bedacht, das eigene Recht rücksichtslos und in übertriebener Weise durchzusetzen
- Unbelehrbarkeit.

Narzismus

Verlangen nach Aufmerksamkeit.

Symptome
- Übertriebenes Selbstwertgefühl mit gleichzeitigem Minderwertigkeitsgefühl und dem Verlangen nach Bewunderung
- Leichte Verletzbarkeit durch Kritik.

Schizoidie

Persönlichkeitsstörung, bei der Kontaktstörungen und Gleichgültigkeit im Vordergrund stehen.

Symptome
- Misstrauen, Distanz
- Mangelnde soziale Anpassungsfähigkeit
- Verschlossenheit, Kontaktscheue
- Evtl. affektive Ambivalenz.

Paranoia

Übertriebenes Misstrauen.

Symptome
- Gefühl, von anderen ausgenutzt zu werden
- Stark ausgeprägtes Misstrauen
- Streitsucht, rechthaberisches Verhalten.

Borderline-Syndrom

Alternierende Symptome der Neurose und Psychose.

Symptome
- Umwelt wird in »sehr gut« und in »sehr böse« eingeteilt
- Reizbarkeit
- Stimmungslabilität
- Impulsivität
- Aggressivität
- Verzerrte Wahrnehmungsfähigkeit.

5.6 Sucht

Körperliche und / oder psychische Abhängigkeit von einem Suchtmittel.

Suchtmittel
- Psychoaktive Substanzen wie Alkohol, Medikamente und Drogen
- Glücksspiel, Arbeit, Essen, Sport, Sexualität.

Ursachen
- Probleme bei der Verarbeitung seelischer Konfliktsituationen wie Stress im Beruf, soziale Isolation, Arbeitslosigkeit
- Suchtmittel schafft Entlastung.

Auswirkungen
- Sozialer Abstieg
- Wesens- und Persönlichkeitsveränderungen
- Vermehrtes Auftreten von Krankheiten durch die Schwächung der körpereigenen Abwehrkräfte
- Schwierigkeiten bei der Wiedereingliederung in die leistungsorientierte Berufswelt
- Entzugserscheinungen bei Abstinenz
- Kontrollverlust.

Gesundheitliche Bedeutung
- Hirn- und Reflexausfälle, wodurch das Herz-Kreislauf-System beeinflusst wird
- Magenulzera und Lebererkrankungen durch Alkohol
- Potenzstörungen
- Sensibilitätsstörungen
- Konzentrationsstörungen, Wesensveränderung.

Soziale Bedeutung
- Arbeitsplatzverlust
- Finanzielle Probleme durch Beschaffung, Beschaffungskriminalität
- Verwahrlosung Jugendlicher, evtl. Prostitution
- Verlust von Freunden, Familie
- Vereinsamung.

Behandlungsgrundsätze
- Motivation des Patienten, die Sucht wird bewusst gemacht
- Phase der Kontaktaufnahme: freiwillige Einführung des Patienten in ein Therapieprogramm
- Stationäre Entziehung: Entgiftung
- Entwöhnungsbehandlung
- Nachbehandlung: Wiedereingliederung
- Prophylaxen, um Rückfall zu vermeiden.

5.7 Neurologische Untersuchungsmethoden

Neurologie ist die Lehre vom Nervensystem, seinem anatomischen Aufbau, seinen physiologischen Reaktionen, seinen Krankheiten und deren Behandlung.

Prüfung der Hirnnerven
Über die Sinnesorgane wird die Funktion der 12 Hirnnerven geprüft.

Reflexprüfungen
- Die Funktionsfähigkeit des Reflexbogens wird überprüft
- Man unterscheidet Eigenreflexe, z.B. Patellarsehneneflex oder Achillessehnenreflex, Fremdreflexe, z.B. Kornealreflex oder Bauchhautreflex, sowie pathologische Reflexe, z.B. Babinski.

Koordinationsüberprüfung
- Gleichgewichtsprüfung
- Gangbild
- Schrift und Sprache.

Sensibilitätsüberprüfung
Temperatur-, Berührungs-, Schmerz-, Druck- und Vibrationsempfinden werden überprüft.

Laboruntersuchungen
Liquoruntersuchung nach Lumbalpunktion.

Radiologische Untersuchungen
- CT zur Diagnostik von Einblutungen, Tumoren, Bandscheibenvorfällen etc.
- Kontrastmitteluntersuchung
- Myelographie
- Kernspintomographie zur Diagnostik von Hirn- und Rückenmarkstumoren, Bandscheibenvorfällen und Spaltbildungen im Rückenmarksbereich
- Szintigraphie: durch Verabreichung einer radioaktiven Substanz können Veränderungen, z.B. Lage und Größenveränderung eines Hirntumors, erkannt werden
- Doppler-Sonographie, um Gefäßveränderungen wie z.B. Stenosen und Verschlüsse im Hirnarterienbereich festzustellen.

Neurophysiologische Untersuchungen
- EEG (Elektroenzephalogramm) zur Bestimmung der Hirnstromwellen, z.B. bei Tumoren, Epilepsie, Stoffwechselstörungen und Vergiftungen

- EMG (= Elektromyographie): elektrische Ableitungen an der Haut oder am Muskel zur Diagnostik von peripher-neurogenen Schädigungen wie Läsionen einzelner Extremitätennerven oder Polyneuropathien bzw. Myopathien
- ENG (= Elektroneurographie): Messung der Nervenleitgeschwindigkeit zur weitergehenden Untersuchung von Nervenschädigungen.

5.8 Gefäßbedingte Erkrankungen

Zerebrale Ischämie

Die Ischämie des Gehirns ist eine arterielle Durchblutungsstörung mit Verminderung der Sauerstoffzufuhr.

Ursachen
- Thrombosen, Embolien
- Gefäßspasmen
- Stenosen, z.B. der A. carotis
- Arteriosklerose, Hypertonie, Diabetes mellitus, Rauchen.

Verlaufsformen

TIA = Transitorische ischämische Attacke Kurzzeitig auftretende neurologische Ausfälle, die sich innerhalb von 24 Stunden jedoch wieder zurückbilden.

PRIND = Prolongiertes ischämisches neurologisches Defizit Länger andauernde, jedoch innerhalb von Tagen bis Wochen völlig rückbildungsfähige neurologische Ausfälle.

Hirninfarkt Länger bestehende Ausfälle, die sich nicht oder nur unvollständig zurückbilden. Symptome der Apoplexie (☞ s.u.).

Symptome
- Seh- und Sprachstörungen
- Bewusstseinsstörungen
- Sensibilitätsstörungen
- Lähmungserscheinungen, z.B. Fazialisparese, auf eine Gesichtshälfte beschränkt.

Therapie
- ASS® verabreichen
- Antikoagulantien, z.B. Marcumar®, nur bei Vorhofflimmern mit absoluter Arrhythmie oder mangelndem Behandlungserfolg unter ASS® verabreichen
- Evtl. Carotis-TEA (= Thrombendarteriektomie), um vorhandenen Thrombus zu beseitigen.

Apoplex

Plötzlich auftretender Gefäßverschluss oder Hirnblutung mit meist halbseitigen Lähmungen oder Gesichtsfeldausfällen.

Ursachen
- Thrombose oder Embolie einer Hirnarterie, meist bei bestehender Arteriosklerose
- Hirnblutung durch Hypertonie oder Gefäßwandschwäche mit der Bildung eines Hirnödems.

Symptome
☞ Pflege eines Patienten mit Apoplex (1.10).

Therapie
- Sicherung der Vitalfunktionen, Intensivüberwachung in der Frühphase
- Ursache beseitigen, z.B. Hirnödem behandeln, evtl. neurochirurgische Therapie zur Hämatomausräumung
- Vollheparinisierung über mind. 2 Wochen oder Hämodilution (= Blutverdünnung) mit zusätzlicher Low-dose-Heparinisierung
- Bei RR-Anstieg Nifedipin® verabreichen
- Bei Herzinsuffizienz Digitalisierung, bei Herzrhythmusstörungen Marcumarisierung
- Frühzeitige Physiotherapie, z.B. nach BOBATH
- Logopädische Therapie
- Pflege ☞ 1.10.

5.9 Entzündliche Erkrankungen

Durch hämatogene bzw. lymphogene Streuung von Erregern hervorgerufene Entzündung des Gehirns, der Hirnhaut oder des Rückenmarks.

Meningitis

Hirnhautentzündung.

Formen
- Eitrige, akute Hirnhautentzündung, hervorgerufen durch Meningokokken, Pneumokokken, Staphylokokken, Salmonellen oder Streptokokken
- Abakterielle, lymphozytäre Hirnhautentzündung, hervorgerufen durch Coxsackie-Viren, Echoviren, Polyomyelitis-Viren oder Mumps-Viren
- Tuberkulöse Hirnhautentzündung, hervorgerufen durch hämatogene Streuung von Mykobakterien bei Organtuberkulose

Symptome
- Krämpfe, Nackensteifigkeit (= Menigismus)
- Fieber, Kopfschmerzen, Rückenschmerzen
- Evtl. Bewusstseinsstörungen
- Überempfindlichkeit auf Sinnesreize, z.B. auf Licht, Berührung oder Lärm
- Pleozytose (= Zellvermehrung im Liquor).

Therapie
- Intensivmedizinische Überwachung
- Bettruhe
- Antibiose bei bakterieller Meningitis
- Symptomatische Behandlung bei viraler Meningitis
- Fiebersenkende Maßnahmen.

Enzephalitis

Entzündung der Hirnsubstanz, oft in Verbindung mit einer Virusinfektion.

Ursachen
Meist virale Erkrankungen wie z.B. Mumps, Masern, Grippe, Herpes, Röteln, Windpocken.

Symptome
- Bewusstseinsstörungen
- Psychische Störungen, z.B. Wahnvorstellungen
- Evtl. Mono- oder Hemiparesen
- Evtl. epileptische Anfälle.

Therapie
- Virustatika
- Symptomatische Behandlung.

Hirnabszess

Abgekapselte Eiteransammlung im Gehirn durch hämatogene Streuung oder lokale Fortleitung.

Ursachen
- Fortgeleitet von Infektionen im Hals-Nasen-Ohren-Bereich, z.B. Sinusitis oder Otitis
- Hämatogene Streuung bei Endokarditis oder Pneumonie
- Selten nach offenem SHT (☞ 3.6).

Symptome
- Kopfschmerzen, Fieber
- Bewusstseinsstörungen

- Neurologische Ausfälle
- Hirndruckzeichen
- Fieber, Leukozytose
- Zell- und Eiweißvermehrung sowie Erregernachweis im Liquor.

Therapie
- Primären Entzündungsherd auffinden und behandeln
- Abszess neurochirurgisch ausräumen
- Antibiose.

5.10 Degenerative Hirnerkrankungen

Die Funktionstüchtigkeit des Gehirns ist aufgrund von Nervengewebsschwund beeinträchtigt. Als Folge treten Störungen im Bewegungsablauf auf.

Morbus PARKINSON

Die extrapyramidalen Bahnen, speziell die schwarze Substanz, sind degenerativ verändert, wodurch es zu einem Mangel an Dopamin kommt und Haltungs- und Bewegungsabläufe beeinträchtigt sind.

Ursachen
- Unklar
- Untergang dopaminproduzierender Zellen führt zum Dopaminmangel → Acetylcholinüberschuss.

Symptome
- Rigor (= erhöhte Muskelspannung)
- Ruhetremor (= Zittern)
- Hypo- oder Akinese (= Bewegungsarmut)
  - starre Mimik (»Maskengesicht«)
  - Arme pendeln beim Gehen nicht mit
  - kleinschrittiger Gang
- Vegetative Störungen wie starke Talgsekretion (»Salbengesicht«)
- Nach vorne geneigter Kopf und Rumpf
- Leicht gebeugte Knie und Ellenbogen
- Monotone und leise Sprache.

Therapie
- Eine Heilung ist noch nicht möglich, daher versucht man, das Ungleichgewicht von Dopamin und Acetylcholin auszugleichen mit:
  - Anticholinergika, z.B. Akineton®
  - Amantadin, z.B. pk-Merz®

- L-Dopa-Präparaten, z.B. **Madopar**®
- Monoaminoxidasehemmer B, z.B. Movergan®
- Dopamin-Agonisten, z.B. Pravidel®
■ Physio- und Ergotherapie, Logopädie.

Chorea Huntington

Erbliche, degenerative Erkrankung des extrapyramidalen Systems nach dem 40. Lebensjahr.

Symptome
- Plötzlich einsetzende, überschießende Bewegung der Arme und Beine
- Ständige Bewegungsunruhe der Extremitäten, von Kopf und Rumpf
- Grimassen schneiden
- Sprachstörungen
- Intelligenzverlust
- Wesensveränderung.

Therapie
- Keine ursächliche Therapie bekannt
- Medikamentöse Behandlung der Symptome, z.B. mit Neuroleptika, Haloperidol
- Genetische Beratung.

5.11 Epilepsie

Zerebrale Krampfanfälle durch unkontrollierte Entladung der Nervenzellen; generalisierte (= gesamte Gehirn ist betroffen) oder fokale (= einzelne Hirnareale sind betroffen) Anfälle.

Ursachen
- Evtl. genetisch bedingt
- Häufig keine Ursache nachweisbar
- Symptomatisch bei Tumoren, Blutungen, Alkoholintoxikationen.

Diagnostik
- Typische Veränderungen im EEG
- CT und Angiographie zum Ausschluss von ursächlichen Erkrankungen.

Therapie
- Ggf. Ursache beseitigen, z.B. Tumore operativ entfernen und entzündliche Prozesse oder Durchblutungsstörungen medikamentös behandeln

- Anfallsauslösende Faktoren vermeiden, z.B. zu wenig Schlaf, Alkohol, Blitzlicht
- Antiepileptika wie Benzodiazepine (Rivotril®), Barbiturate (Luminal®), Phenytoin (Zentropil®), Carbamazepin (Timonil®) verabreichen.

Verhalten bei einem epileptischen Anfall
- Patienten vor Verletzungen schützen, z.B. durch weiche Lagerung mit Decken und Kissen, gefährliche Gegenstände entfernen
- Arzt verständigen
- Beim Patienten bleiben
- Ggf. enge Kleidung lockern
- Patienten nicht festhalten oder gar die Verkrampfung lösen
- Für eine ruhige Umgebung sorgen
- Medikamente nach Anordnung
- Anfall genau beobachten und dokumentieren.

Grand mal

»Großer Anfall«; gehört zu den generalisierten Anfällen.

Stadien

Initialschrei
Der Patient schreit auf und stürzt bewusstlos zu Boden.

Tonisches Stadium
- Starrer Streckkrampf, wobei Atem- und Schlundmuskulatur mit betroffen sind
- Atmung ist unterbrochen, es kommt zu einer Zyanose
- Die Pupillen sind weit und lichtstarr.

Klonisches Stadium
- Rhythmische Zuckungen an Extremitäten und Gesicht
- Schaumbildung durch rotierendes Schlagen der Zunge, Gefahr des Zungenbisses
- Evtl. Stuhl- und Urinabgang.

Terminalschlaf
- Kann mehrere Stunden anhalten
- Evtl. anschließend Kopfschmerzen und Übelkeit
- Keine Erinnerung an Anfall.

Petit mal

»Kleiner Anfall«; epileptische Anfälle ohne tonisch-klonische Krämpfe mit kurzen Bewusstseinsstörungen; treten gehäuft im Kindes- und Jugendalter auf.

Altersgebundene Anfälle
BNS-Krämpfe (= Blitz-Nick-Salaam-Krämpfe)
- Kopf wird blitzartig nach vorne gebeugt (Nicken), die Arme werden eingeschlagen (wie arabischer Salaam-Gruß), Beine und Rumpf werden anschließend angehoben
- Treten zwischen dem 3. und 8. Lebensmonat auf.

Myoklonisch-astatische Anfälle
- Plötzlich auftretende klonische Zuckungen einzelner Muskeln oder Muskelgruppen, die blitzartig zu einem Haltungsverlust führen
- Betroffene Kleinkinder sacken in sich zusammen oder stürzen hin.

Absencen
- Kurze Bewusstseinslücke, während der eine Tätigkeit unterbrochen wird
- Werden oft nicht bemerkt
- Treten überwiegende zwischen dem 6. und 8. Lebensjahr auf
- Sind häufig genetisch bedingt.

Impulsivanfälle
- Plötzliche, stoßartige Bewegungen der Arme und Beine
- Treten vermehrt in der Pubertät auf
- Vorwiegend genetisch bedingt.

Nicht-altersgebundene Anfälle
Jackson-Anfälle
- Bei vollem Bewusstsein kommt es im Bereich einer Körperseite anfallsweise zu Missempfindungen oder Zuckungen, die sich von distal nach proximal ausbreiten
- Sind fast immer auf eine umschriebene Schädigung in einer Großhirnhälfte zurückzuführen (fokaler Anfall); ein generalisierter Anfall kann sich entwickeln.

Komplexe-fokale Anfälle (= Dämmerattacken)
- Ursache ist meist ein Hirnschaden oder eine Missbildung, meist im Temporallappen-Bereich und in bestimmten Hirnstammanteilen
- Verlauf in zwei Stadien
  - Aura mit Veränderung der Sinneswahrnehmung
  - Bewusstseinseintrübung mit rhythmischen Automatismen und vegetativen Symptomen. Dieser Dämmerzustand kann längere Zeit andauern.

5.12 Multiple Sklerose

Synonym: Enzephalomyelitis disseminata; primär entzündliche Erkrankung des ZNS mit herdförmiger Entmarkung, tritt zwischen dem 20. und 40. LJ auf.

Ursachen
Noch unklar, evtl. Virusinfektion oder Autoimmunerkrankung.

Symptome
- Schubweiser Verlauf mit Remissionen
- Motorische Störungen: spastische Paresen
- Sensibilitätsstörungen
- Ataxie (= Gangstörung)
- Intentionstremor
- Gesichtsschmerzen
- Sehstörungen
- Nystagmus (= Augenzittern)
- Vegetative Störungen
- Psychische Veränderungen, z.B. reaktive Depressionen.

Therapie
- Keine kausale Therapie bekannt
- ACTH verabreichen, um die Schubdauer zu verkürzen
- Azathioprin, z.B. Imurek®, geben, um die Schubfrequenz zu verringern
- Physiotherapie
- Psychosoziale Unterstützung.

5.13 Bandscheibenvorfall

Bandscheibengewebe verlagert sich in den Spinalkanal und komprimiert das Rückenmark.

Ursachen
- Ständige, starke Belastungen der Wirbelsäule
- Abrupte Fehlbewegung der Wirbelsäule.

Symptome
- Plötzlich auftretender Schmerz im Lumbalbereich (»Hexenschuss«)
- Sensibilitätsstörungen im betroffenen Gebiet
- Schonhaltung
- Lähmung einzelner Muskeln, Reflexausfall
- Evtl. Blasen- und Darmstörungen.

Therapie
- Konservativ:
  - Bettruhe in Stufenbettlagerung
  - Fango, Reizstrombehandlung, KG
  - Analgetika, z.B. Tramal®, oder entzündungshemmende Medikamente wie Diclofenac® verabreichen
- Operativ:
  - Das Bandscheibengewebe zur Entlastung der Nervenwurzel operativ entfernen
  - Bei Blasen- und Darmstörungen sofortige OP
  - Postoperativ: während der ersten Wochen ist das Sitzen nicht erlaubt.

5.14 Querschnittssyndrom

Vollständige oder teilweise Schädigung des Rückenmarks mit entsprechendem Funktionsausfall.

Ursachen
- Fraktur oder Luxation eines Wirbels, z.B. durch einen Verkehrsunfall
- Schuss- und Stichverletzungen
- Druck durch Tumore
- Blutungen
- Entzündliche Prozesse, z.B. Wirbel-Tbc
- Degenerative Veränderungen.

Symptome
- Anfangs spinaler Schock mit einer schlaffen Lähmung der betroffenen Skelettmuskulatur und völligem Sensibilitätsausfall unterhalb der Rückenmarksschädigung, evtl. Blasen-Darm-Störungen
- Beidseitige schlaffe Lähmung in Höhe des Rückenmarksschadens, beidseitig spastische Lähmung sowie Sensibilitätsstörung unterhalb dieser Schädigung
- Trophische Störungen, vor allem der Haut
- Sexualstörungen.

Therapie
- Ggf. Ursachen beseitigen, z.B. Tumore operativ entfernen, Hämatome ausräumen, Wirbelfrakturen behandeln
- Prophylaxe der möglichen Komplikationen, z.B. Dekubitus, Pneumonie, Thrombose, Kontrakturen, Spastik
- Physiotherapie, Massage, Bäder
- Rehabilitation frühzeitig einleiten.

5.15 Polyneuropathie

Erkrankungen des peripheren Neurons und seiner Hüllen.

Ursachen
- Toxische Schädigung, z.B. bei Zytostatika oder Alkoholabusus
- Stoffwechselstörungen, z.B. bei Diabetes mellitus
- Mangelernährung, vor allem Vitamin-B-Mangel
- Allergische Unverträglichkeiten, z.B. nach Impfungen
- Idiopathisch.

Symptome
- Parästhesien und Sensibilitätsstörungen, die meist an den unteren Extremitäten beginnen
- Im weiteren Verlauf schlaffe Lähmung, evtl. Muskelatrophie und Stoffwechselstörungen, vor allem der Haut
- Periphere Nerven sind druckempfindlich, z.B. Wadendruckschmerz
- Vegetative Störungen.

Therapie
- Grunderkrankung behandeln bzw. Noxen ausschalten
- Medikamentöse Therapie mit α-Liponsäure, z.B. Thioctazid®
- Bewegungstherapie
- Kontrakturenprophylaxe.

6 Psychologie, Soziologie, Pädagogik und Rehabilitation

6.1 Methoden der Psychologie

Die Psychologie ist eine empirische (= auf Erfahrungen beruhende) Wissenschaft. Ihre Ergebnisse beziehen sich auf Erfahrungen oder Beobachtungen, die mit bestimmten Methoden gemacht werden können, und sind daher von den verwendeten Methoden abhängig.

Experiment

Eine geplante Form der Beobachtung.
- Erlaubt, das Geschehen gezielt zu verändern und/oder Bedingungen gleich zu halten
- Z.B. kann untersucht werden, bei welchem Lagerungsintervall und in welcher Lage am wenigsten Dekubiti bei bettlägerigen Patienten auftreten.

Befragung (Exploration)

- Sammelbegriff für wissenschaftliche Methoden, die mit sprachlichen und schriftlichen Mitteln versuchen, Einblicke in die Erlebniswelt des Menschen zu bekommen
- Unterschieden werden die offene Befragung, d.h. die Teilnehmer müssen ihre Antworten frei formulieren, und standardisierte Befragungen, bei der die Antworten vorgegeben sind
- Dient der Datensammlung und -auswertung
- Z.B. Pflegeanamnese.

Psychologische Tests

Wissenschaftliches Verfahren zur Untersuchung von Persönlichkeitsmerkmalen. Normierte Verfahren und Methoden erlauben einen Vergleich der Ergebnisse verschiedener Untersucher.
- Leistungstest: Test zur Prüfung der Leistungsfähigkeit
- Intelligenztest: messen die intellektuelle Leistungsfähigkeit (Intelligenz)
- Persönlichkeitstest: Testform, bei der Aspekte der menschlichen Persönlichkeit im Vordergrund stehen.

Beobachtung

Aufmerksames, geplantes Wahrnehmen von Verhalten in bestimmten Situationen.

Selbstbeobachtung
- Direkter Zugang zum eigenen Erleben
- Voraussetzung für jede Form von Mitteilung, die die eigene Person oder eigenes Erleben zum Gegenstand hat.

Fremdbeobachtung
- Planmäßiges und systematisches Wahrnehmen fremden Verhaltens und Erlebens
- Bei der teilnehmenden Beobachtung ist der Beobachter aktiv am Geschehen beteiligt, im Gegensatz zur nicht teilnehmenden Beobachtung, die verdeckt stattfindet
- Objekte der Beobachtung: äußere Erscheinung, motorisches Verhalten, sprachliche Auffälligkeiten und Sozialverhalten.

Formen der Verhaltensbeobachtung
- Gelegenheitsbeobachtung: die Dauer der Ereignisse ist begrenzt, der Verlauf ist oft unvorhersehbar
- Systematische Beobachtung: vorher festgelegte Regeln bestimmen, was wie beobachtet werden soll
- Beobachtung in standardisierten Situationen: Situationen, die durch bestimmte Bedingungen oder bestimmte Personen vergleichbar sind.

Verfälschende Effekte bei der Verhaltensbeobachtung
- Halo-Effekt: die Beobachtung eines besonders ausgeprägten Merkmals beeinflusst die Wahrnehmung und Einschätzung anderer Merkmale, z.B. stuft man jemanden, der sich nicht richtig ausdrücken kann, schnell als weniger intelligent ein
- Kontrast-Effekt: der Beobachter ist nicht objektiv, sondern lässt sich von seiner Einschätzung und von der Umgebung zu Vermutungen leiten, z.B. wenn der Beobachter ein schlechter Golfspieler ist, wird er auch einen mittelmäßigen Golfspieler für sehr gut halten
- Projektion: der Beobachter sieht gewünschte Merkmale, obwohl sie nicht vorhanden sind, z.B. wird ein Beobachter, der schüchtern ist und darunter leidet, Schüchternheit bei anderen verstärkt wahrnehmen
- Milde-Effekt: Beobachter schätzen Merkmale als günstig ein und vermeiden negative Beurteilungen
- Effekt der zentralen Tendenz: Extreme werden vermieden und Merkmale als mittelmäßig eingeschätzt

- Hawthorne-Effekt: die Tatsache, dass Personen sich beobachtet fühlen, verändert deren Verhalten, z.B. wird Pflegepersonal, das beobachtet wird, sorgfältiger arbeiten
- Rosenthal-Effekt: die Erwartungen des Beobachters beeinflussen das Verhalten der beobachteten Personen, z.B. wenn in einem Fragebogen gefragt wird, ob Eltern ihre Kinder missbrauchen – die Gesellschaft erwartet, dass Kinder nicht missbraucht werden, und entsprechend werden die Antworten ausfallen.

Beziehungsmerkmale zur Pflege

- Fremdbeobachtung am Patienten notwendig, um Pflegeprozess zu gestalten
- Vom Patient wird Eigenbeobachtung erwartet, z.B. zur Schmerzlokalisation
- Befragung im Aufnahmegespräch.

6.2 Entwicklungspsychologie

Beschäftigung mit Veränderungen von Menschen zwischen Geburt und Tod.

Charakteristika der Entwicklung

- Veränderungen, die auf ein Ziel gerichtet sind
- Veränderungen, die in einer bestimmten Reihenfolge verlaufen und meist nicht umkehrbar sind
- Die Veränderungen können den verschiedenen Altersstufen zugeordnet werden.

Modelle der Entwicklung

Anlage-Umwelt-Debatte Inwieweit ist die Entwicklung des Menschen durch seine Anlagen (= endogene Faktoren) und/oder durch seine Umwelt (= exogene Faktoren) bestimmt?
Exogene und endogene Faktoren beeinflussen sich gegenseitig.

Endogene Faktoren

- Z.B. Gene oder körperliche Entwicklungsstadien wie Pubertät, Klimakterium sind festgelegt und setzen Grenzen
- Entwickeln sich Körperfunktionen aufgrund der Erbanlagen oder innerer Faktoren, so spricht man von Reifung
- Wachstums- und Entwicklungspotential, das in seiner Entfaltung auf exogene Faktoren angewiesen ist.

Exogene Faktoren Alle Einflüsse auf das Individuum, die außerhalb des Individuums, also in der Umwelt liegen, aber Entwicklungsprozesse beeinflussen.
- Z.B. Ernährung, Zuwendung in der Familie, Einflüsse von Freunden.

Psychosexuelle Entwicklung nach FREUD

Orale Phase (bis 2. Lebensjahr) Bedürfnissbefriedigung über den Mund durch Saugen, Lutschen, Beißen, Nahrungsaufnahme.

Anale Phase (bis 3. Lebensjahr) Lustgewinn ist auf Ausscheidungsorgane und Ausscheidungsprodukte gerichtet, steht im Konflikt zu den Normen der Gesellschaft.

Phallische Phase (bis 6. Lebensjahr) Entdeckung der eigenen Geschlechtsorgane und der des anderen Geschlechts. Gleichgeschlechtliches Elternteil wird als Rivale in der Liebe zum gegengeschlechtlichen empfunden (ÖDIPUS-Komplex).

Latenzphase (bis 11. Lebensjahr) Abnahme des sexuellen Interesses, Intellekt steht im Vordergrund, Orientierung an Sachen.

Genitale Phase (bis 20. Lebensjahr) Sexuelle Reifung, äußere Erscheinung wichtig.

Kognitives Entwicklungsmodell nach PIAGET

Sensomotorisches Stadium (bis 2 Jahre) Auseinandersetzung mit der Umwelt, Koordination von Funktionen.

Präoperationales Stadium (bis 7 Jahre) Entwicklung der Phantasie, Verständnis von Symbolen, Sprache wird erlernt.

Konkret-operationales Stadium (bis 11 Jahre) Entwicklung der Logik, Bildung von Klassifikationen.

Formal-operationales Stadium (bis 15 Jahre) Abstraktes Denken, Bildung von Hypothesen.

Spezifische pädagogische und psychische Bedeutung des Säuglings-, Spiel- und Trotzalters

Säugling (1. Lebensjahr)
- Geburt:
  - Starker Umgebungswechsel
  - Komplizierte physiologische Umstellung und Neuanpassung

- Eroberung der gegenständlichen Welt:
  - Begreifen durch Greifen
  - Erste soziale Beziehungen werden aufgebaut
- Kind lernt Sitzen, Stehen und Gehen
- Entwicklung der Sensomotorik, gezielte Koordination von Auge und Hand
- Soziales Lernen
- Geistige und motorische Entwicklung.

Kindesalter
- Durch Treppensteigen, Fahrradfahren, Hüpfen und Klettern wird das Erhalten des Gleichgewichts zunehmend geübt
- Die Sensomotorik wird verbessert und ausdifferenziert
- Entwicklung der intellektuellen Fähigkeiten
- Identifikation mit dem eigenen Geschlecht
- Konfrontation mit der Schule, soziales Verhalten wird erlernt und Gruppen bilden sich
- Das Trotzalter ist eine Zeitspanne, in der die eigenen Einflussmöglichkeiten auf die Umwelt ausgelotet werden.

Jugendalter
- Übergang, in dem der Jugendliche lernen muss, sich im Spannungsfeld verschiedener Umwelten zurechtzufinden
- Körperliche Entwicklung mit Wachstum, Motorik und Geschlechtsreifung wird abgeschlossen
- Entwicklung des Sexualverhaltens und der eigenen Identität.

Bedeutung des Spiels
- Körperwahrnehmung, Bewertung eigener Möglichkeiten und Kräfte, erste Erfolgs- und Misserfolgserlebnisse
- Entwicklung der Wahrnehmung, des Denkens und der Intelligenz
- Ausdruck von Emotionen
- Soziale Kontakte und Freundschaften werden aufgebaut, die Umwelt erkundet
- Kommunikation.

6.3 Die Bedürfnispyramide nach MASLOW

- Menschliche Bedürfnisse lassen sich aufsteigend von physiologischen über psychische und soziale bis zu geistigen Bedürfnissen ordnen
- Jede höhere Stufe setzt die Befriedigung der vorhergehenden voraus.

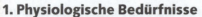

1. Physiologische Bedürfnisse
- Bedürfnisse, die am dringlichsten befriedigt werden müssen
- Physiologische Prozesse, die dem Überleben dienen: Nahrung, Bewegung, Schlaf, Wärme
- Sie beeinflussen das Bestreben des Gesamtorganismus, können nicht isoliert betrachtet werden.

2. Bedürfnis nach Sicherheit
- Bedrohung oder Gefahr vermeiden
- Verlangen nach Zuverlässigkeit, Vertrauen, Abhängigkeit.

3. Bedürfnis nach Zugehörigkeit und Liebe
- Bedürfnis, zu lieben und geliebt zu werden
- Verlangen nach Anschluss und Geselligkeit
- Wunsch, Menschen um sich zu haben, Freundschaften zu schließen, Verbindungen herzustellen.

4. Bedürfnis nach Wertschätzung
- Selbstachtung, Selbstschätzung, Wunsch nach Stärke, Leistung, Kompetenz, Unabhängigkeit
- Fremdschätzung, Verlangen nach Respekt, Status, Prestige.

5. Bedürfnis nach Selbstaktualisierung
- Selbstverwirklichung
- Bedürfnis, die eigenen Ressourcen und Fähigkeiten auszuleben und zu erweitern.

6. Bedürfnis, zu wissen und zu verstehen
- Wenn die Grundbedürfnisse befriedigt sind, erkundet das Individuum seine Umwelt
- Verlangen nach größerer Erkenntnis, Forschung, Ästhetik.

7. Bedürfnis nach Transzendenz
- Sehnsucht nach letzter Sinnfindung, religiösen und mystischen Werten.

Bedeutung für die Pflege und Betreuung von Patienten

- Patienten sind aufgrund des Krankenhausaufenthaltes in der Befriedigung ihrer Bedürfnisse stark eingeschränkt
- Zu wenig Schlaf, Angst statt Sicherheit und eingeschränkte Zuwendung bedrohen die Befriedigung der primären Bedürfnisse des Kranken
- Grundlage der Genesung ist die Befriedigung der Bedürfnisse. Daraus folgt: Auch im Krankenhaus sollte eine Bedürfnisbefriedigung des Patienten im geeigneten Rahmen angestrebt werden.

6.4 Kommunikation

Sammelbezeichnung für Prozesse, die sich auf Informationsaustausch beziehen.

Merkmale eines Kommunikationssystems
- Sender
- Empfänger
- Kommunikationskanal
- Information
- Verhaltensveränderung, nicht zwangsläufig.

Unterteilung
- Nonverbal: alle Aspekte des Kommunikationskanals, die nicht-sprachlicher Art sind wie Mimik, Gestik, Blickkontakt und Haltung
- Verbal: alle sprachlichen Äußerungen geschriebener und gesprochener Art wie sprechen, zuhören, lesen, schreiben, Melodie der Sprache.

Aufgaben der Kommunikation
- Übermittlung von Nachrichten bzw. Informationen
- Übermittlung eines Appells mit dem Ziel, den Empfänger zu beeinflussen
- Selbstdarstellung des Senders durch z.T. unfreiwillige Mitteilung seiner momentanen Verfassung
- Mitteilung des Senders über Beziehung und persönliche Meinung zum Empfänger
- Vermittelt Anerkennung, Wertschätzung, Kontakt, Sicherheit, Macht, Wissen, Erkennen, Verstehen, Überlegenheit.

Beeinflussende Faktoren

Psychisch-geistig
- Intelligenz, Sprachbegabung
- Stimmung, Gefühlslage
- Beziehungsfähigkeit.

Physiologisch-biologisch
- Alter, Entwicklung
- Körperfunktionen
- Sinnesorgane.

Umgebung
- Geographische Einflüsse
- Sprachgrenzen
- Kommunikationssysteme
- EDV.

Soziokulturell
- Lebensweise
- Sozial- und Beziehungsnetz
- Sprachkultur
- Gesellschaftsnormen
- Prägungen.

Ursachen für Kommunikationsstörungen
- Eigenschaften des Kommunikators wie z.B. Macht oder Abhängigkeit
- Eigenschaften des Kommunikanten wie z.B. Beeinflussbarkeit oder Unehrlichkeit
- Störungen des Kommunikationskanals wie z.B. Sprachbarrieren, Dialekte oder Fachsprache.

Lösungsansätze zur Behebung von Kommunikationsstörungen
- Klare, verständliche Botschaften senden, dabei aktiv zuhören
- Objektiver Umgang mit Sympathie und Antipathie
- Gesprächspartner als gleichwertig ansehen, auf ihn eingehen
- Ich-Botschaften senden, »wir«, »man« und »du« vermeiden
- Eigenes Verhalten, z.B. Stimme, Haltung und Körpersprache, beobachten
- Gemeinsam nach Lösungsmöglichkeiten suchen, mit Feedback arbeiten.

Konstruktives Feedback
Feedback: Rückkopplung, Rückmeldung.
- Positive Sachaspekte hervorheben: »Punkt B und C sind richtig, A sollten wir besprechen.«
- Keine Interpretation:
  - Nicht: »Ich weiß ja, was Sie meinen.«
  - Sondern: »Es würde mich interessieren, was Sie dazu meinen.«
- Keine Kritik an der Person, sondern am konkreten Sachverhalt:
  - Nicht: »Sie haben ... falsch gemacht.«
  - Sondern: »Wie können Sie A anders gestalten?«
- Keine Pauschalkritik:
  - Nicht: »Alles ist falsch.«
  - Sondern: »B und C sind richtig, A sollten Sie nochmals überprüfen.«
- Wir unterstützen den Gesprächspartner, um den Sachverhalt zu verändern und nicht die Person.

Interaktion

Durch eine Handlung in Beziehung zu sein und Informationen auszutauschen, damit ein gemeinsames Ziel erreicht werden kann.

- Komponenten:
  - Beteiligte, z.B. Patient, Pflegeperson
  - Mittel des Austauschs, z.B. Sinnesorgane
  - Bewegungselemente, z.B. Zeit, Raum, Kraftaufwand
- Wichtig: Berührung und Bewegung
- Die Bewegungselemente werden laufend verändert und angepasst.

Grundlagen des helfenden Gesprächs

- Einfühlendes Verständnis, Wertschätzung
- Echtheit (= Kongruenz)
- Blickkontakt
- Langsames Vortasten, nicht »mit der Tür ins Haus fallen«.

Information

- Sachlich-formelle Information: Daten
- Sozio-emotionale Information: Wertschätzung
- Anforderungen an Informationen: richtig, wahr, verständlich.

Vertrauen

- Gut zuhören, nicht aufdringlich werden, Gesprächsbereitschaft zeigen
- Offenheit gegenüber Problemen anderer
- Bei Unklarheiten: gezielte Fragen stellen
- Wenn nötig, mehrere Informationsquellen hinzuziehen
- Hektik vermeiden, Ruhe ausstrahlen
- Aufeinander eingehen, Vertrauensbasis schaffen, aber nötige Distanz wahren.

6.5 Soziologie

Wissenschaft vom Zusammenleben und Handeln der Menschen in der Gesellschaft.

Strukturebenen der Soziologie und ihr Forschungsgegenstand

- Mikrosoziologie: Interaktion zwischen zwei Menschen oder Kleingruppe (Familie, oder mind. 3 Personen)
- Mesosoziologie: formelle Gruppen, Organisationen
- Makrosoziologie: Gesellschaft und Kultur
- Metaebene: Einfluss von Theorien.

Aufgaben der Medizinischen Soziologie
- Besseres Verständnis der überindividuellen Einflüsse auf die Erhaltung von Gesundheit und die Entstehung sowie den Verlauf von Krankheiten
- Verbesserte medizinische Maßnahmen, z.B. Prävention, Früherkennung von Krankheiten

6.6 Sozialisation

Als Sozialisation wird der soziale Entwicklungsprozess eines Menschen von der Geburt bis zum Tod bezeichnet. Er umfasst alle Auswirkungen, die von sozialen und gegenständlichen Umwelten ausgehen, auch unerwünschte Wirkungen.
Im Laufe der Sozialisation setzt sich der Mensch mit den vermittelten gesellschaftlichen Werten und Normen auseinander. (☞ Erziehung, 6.13)

Stufen der Sozialisation

Primäre Sozialisation
- In den ersten drei Lebensjahren innerhalb der Familie oder Familienersatz
- Elementar prägend, denn das Kind erwirbt Strukturen, die u.a. seine Beziehungen, Bewertungen (Moral/Gerechtigkeit), Pflichtvorstellungen und Motivationen bestimmen
- Grundlegende sprachliche Fähigkeiten werden erworben und damit das Denken strukturiert.

Sekundäre Sozialisation
- Im außerfamiliären Raum (Kindergarten, Schule, Freundeskreis)
- Einstellungen und Verhaltensmuster werden ausgeformt, ausgebaut, ergänzt und auch revidiert.

Resozialisation
Prozess der Umwandlung unerwünschter in erwünschte Verhaltensmuster, die dem gesellschaftlichen Konsens entsprechen (als »normal« gelten).

Ziele des Sozialisationsprozesses
- Werte, Einstellungen, Interessen, Motive und Fertigkeiten werden erlernt, die in der Gesellschaft oder in der Gruppe als normal gelten
- Der Mensch erwirbt Grundlagen, um in der Gesellschaft bzw. der Gruppe handlungsfähig zu sein (sich »normal« zu verhalten).

Probleme des Sozialisationsprozesses in der Krankenpflegeausbildung

- Große Anzahl und Hierarchie von Erziehungszielen
- Praktische und theoretische Ziele
- Schwierigkeit der inhaltlichen Ausdeutung – Was ist eine gute Pflegekraft?
- Keine allgemeine Gültigkeit der Ziele
- Ziele sind abhängig vom Wandel und von den ökonomischen, moralischen, gesetzlichen etc. Verhältnissen der Gesellschaft und deren Wandel
- Erziehungsziele werden von den mächtigen gesellschaftlichen Teilbereichen wie Politik, Kirche, Wirtschaft, Industrie oder Berufsverbänden gesetzt.

6.7 Die soziale Rolle

Eine Reihe von Verhaltenserwartungen, die an den Inhaber einer Position gerichtet werden.

Einteilung

- Kernrolle: Hauptrolle in der Gesellschaft, z.B. Krankenpfleger
- Flankierrolle: Rolle neben der eigentlichen Rolle, z.B. Mitarbeiter in der AG Pflegestandard.

Rollenkonflikte

- Interrollenkonflikt: Konflikt zwischen verschiedenen Rollen einer Person, z.B. Zeitaufteilung eines Krankenpflegers, der eine Jugendmannschaft trainiert
- Intrarollenkonflikt: Konflikt zwischen Kernrolle und Flankierrolle, z.B. Krankenpflegeschüler steht zwischen Erwartungen der Schule und der Station.

Merkmale einer bestimmten Rolle

- Arztrolle: Hilfsbereitschaft, uneigennützige Einstellung, technische und fachliche Kompetenz, Auskunfts- und Schweigepflicht
- Patient: von den normalen Rollenverpflichtungen befreit, Interesse an Genesung, Kooperationsbereitschaft, Einhaltung der Krankenhausordnung.

Soziale Schichtung

- Position: Stelle, die ein Mensch in einem sozialen Gefüge einnimmt
- Status: Wertschätzung, die sich aus der Position ergibt
- Einteilung in Ober-, Mittel- und Unterschicht

- Schichtzugehörigkeit anhand von Merkmalen:
  - Bildung/Beruf
  - Umgangsformen/sprachliche Kompetenzen
  - Besitz
- Objektive Kriterien:
  - Bildung
  - Schulabschluss
  - Berufliche Stellung
  - Höhe des monatlichen Einkommens
- Subjektive Kriterien:
  - Wohnqualität
  - Statussymbole
  - Kleidung
  - Äußeres Erscheinungsbild.

Schichtenproblematik
Innerhalb der verschiedenen sozialen Schichten existieren unterschiedliche Handlungs- und Rollenerwartungen.
- Bedeutung beim Sozialisationsprozess: soziale Schichtzugehörigkeit der erwachsenen Familienmitglieder, Berufsprestige, Einkommen
- Vertikale und horizontale Mobilität innerhalb der Schichten führt zu Konflikten
  - Vertikal: Arbeitnehmer arbeitet sich hoch, z.B. vom Arbeiter zum leitenden Angestellten
  - Horizontal: Berufswechsel innerhalb der Schicht, z.B. Bauarbeiter wird Waldarbeiter
- Früher: Pyramide mit vielen armen Menschen an der Basis und dem König an der Spitze
- Heute: »Mittelstandsbauch« mit breiter Mittelschicht.

6.8 Die soziale Gruppe

Mehrere Menschen stehen in sozialen Beziehungen zueinander und verfolgen gemeinsame Ziele.

Merkmale
- Mehr als 2 Mitglieder
- Wir-Gefühl, Gruppenbewusstsein
- Gemeinsame Interessen, Ziele, Normen
- Zeitlicher Bestand
- Abhängigkeit, auf die Gruppenziele bezogen.

Typen von sozialen Gruppen
Primärgruppe Gruppen mit kleiner Mitgliederzahl, in denen sich die Mitglieder persönlich kennen und durch regelmäßigen, gegenseitigen Kontakt ein starkes Wir-Gefühl entwickeln, z.B. Familie.

Sekundärgruppe Größere Gruppen, deren Mitglieder keinen engeren, persönlichen Kontakt pflegen, z.B. Fußballmannschaft.

Bezugsgruppe Gruppen, an denen man sich orientiert; sie dienen einem Individuum als Vergleichsmaßstab, als Quelle von Normen, z.B. Mitschüler.

Eigengruppe Zugehörigkeitsgefühl, empfinden von Distanz zu anderen Gruppen.

Fremdgruppe Besitzt andere Werte und Normen, ist häufig Quelle von Vorurteilen, allerdings wird die Distanz gewahrt.

Formelle Gruppe Hat eine definierte Zugehörigkeit, Regeln, Ziele. Entsteht z.B. aus der Betriebsorganisation und dient bestimmten betrieblichen Zielen, z.B. der Betriebsrat.

Informelle Gruppe Entsteht innerhalb einer Organisation spontan aufgrund gemeinsamer Interessen, besteht aus zwei oder mehr Personen und hat einen persönlichen Charakter, wobei Sympathien eine Rolle spielen.

Gruppendynamik

Bezieht sich auf die innerhalb von Gruppen wirksamen Kräfte.
- Prozesse innerhalb der Gruppe werden durch sie in Gang gehalten
- Z.B. Entstehung, Erhaltung oder Veränderung von Status oder Rollenverteilung.

Phasen der Gruppenbildung

Forming Kennenlern- und Experimentierphase.

Storming
- Auseinandersetzungs- und »Kampf«phase
- Phase der Orientierung.

Norming
- Gewisse Kompromissbereitschaft
- Kennzeichen ist ein für die Gruppenarbeit notwendiges Einigungsstreben
- Größere Vertrautheit kommt auf.

Performing
- Gedankliche Vorstellungen werden in die Tat umgesetzt bzw. die Voraussetzungen dafür geschaffen
- Phase der Konformität, die die Mitglieder noch enger zusammenschweißt.

Auflösung
- Ende der Gruppenstruktur
- Erreichen oder Umdefinition von Zielen
- Z.B. Schließung von Abteilungen oder Stationen.

Gruppenkonflikte
- Meinungsverschiedenheit
- Machtkampf
- Kommunikationsstörungen
- Von Gruppennormen abweichendes Verhalten.

Lösung von Gruppenkonflikten
- Unterdrückung, Verdrängung
- Zustimmung
- Kompromiss
- Allianz
- Integration.

Rollenfunktionen in der Gruppe
- Aufgabenrolle: erfüllt eine bestimmte Aufgabe innerhalb der Gruppe, z.B. Kassenwart
- Erhaltungs- und Aufbaurolle: bemüht sich um den Zusammenhalt und die weitere Existenz der Gruppe, z.B. als Vermittler
- Negative Rolle: stellt eigene Interessen vor die Interessen der Gruppe und beeinträchtigt durch sein Verhalten die Zusammengehörigkeit der Gruppe, z.B. Nörgler.

6.9 Organisationssoziologie

Merkmale der Organisation
- Definierter Mitgliederkreis
- Etabliertes Verhaltensmuster für die Mitglieder
- Interne Rollendifferenzierung
- Zielorientierung.

Sozialstruktur des Krankenhauses
- Organisierte Kooperation von vielen Spezialisten
- Horizontale Struktur: Gliederung von Zuständigkeit und Arbeitsfunktionen, Arbeitsteilung
- Vertikale Struktur: Über- bzw. Unterordnung einzelner Positionen in einer Hierarchie, z.B. steht der Pflegedirektor über dem Krankenpfleger, dieser über der Praktikantin, ...

Gefahren, die einer Organisation drohen
   Ausdifferenzierung Immer neue Spezialabteilungen werden geschaffen, die Übersicht geht verloren.

Umdefinition   Ziele verschieben sich.

Vergrößerung   Organisation wächst → mehr Rangstufen entstehen → mehr Chancen für die Mitarbeiter, aber auch Konfliktpotential.

Einstellungswandel   Einstellung der Mitarbeiter zur Organisation verändert sich, die Identifikation mit den Zielen geht verloren.

Anpassung der Kommunikationsstrukturen   Neuerungen erfordern Kommunikation.

Faktoren, die zur Mitarbeiterzufriedenheit führen

Identifizierung   Wir-Gefühl, Grundsätze und Leitlinien zu gemeinsamen Zielen.

Perspektive   Möglichkeiten der Fort- und Weiterbildung.

Relationen   Angenehme Arbeitszeiten, ausreichend Personal, angemessene Bezahlung, Anerkennung.

Selbstbestimmung   Autonomie, Motivation.

Ressourcen   Arbeitserleichterung, Hilfsmittel.

6.10 Soziale Normen

»Regeln«, die das Verhalten bestimmen und über die jeweils ein Einverständnis besteht (Verhaltenserwartung).

Normenkonflikte

- Normen werden nicht eingehalten, z.B. bei Widersprüchlichkeit von Einzelvorschriften oder der Einzelne ist mit ihnen nicht einverstanden
- Manche Normenkonflikte werden durch eindeutige Setzung von Prioritäten entschärft oder gelöst
- Diskrepanz zwischen strafrechtlich sanktionierten Normen und gesellschaftlichen Normen wird bei »Kavaliersdelikten« deutlich, z.B. Wildern, Schmuggeln, Steuerhinterziehung, Duell
- Beispiele:
  – Töten: Pflicht des Soldaten ↔ Lehre u.a. der Bibel
  – Autos knacken: Forderung der Clique ↔ Strafgesetzbuch.

Sanktionen

Sanktionen sind Folgen bestimmter Handlungen; negative Sanktionen → Folgen, die für den Betroffenen von negativer Bedeutung sind, als Bestrafung empfunden werden.

- Ziel: dienen der Absicherung von Normen
- Beispiel: bewusste Abweichungen von sonst geübtem sozialen Verhalten, z.B. zeitlich befristeter Ausschluss aus einer Jugendgruppe
- Sanktionen rechtfertigen sich aus ihrem Sinn als Strafe; ansonsten wären diese Handlungen verboten oder würden missbilligt.

6.11 Soziale Umwelt im Kontext von Gesundheit und Krankheit

Einflussfaktoren auf die Gesundheit

Soziokulturell vermittelte Verhaltensweisen
- Ess- und Trinkgewohnheiten
- Lebensweise.

Einflüsse sozialen Wandels Veränderungen in den Berufsbereichen wie Automatisierung, Computer und Technologie führen zu Arbeitslosigkeit, vermehrtem Umlernen und einer Veränderung der Anforderungsprofile.

Wohnen
- Veränderung von Wohn- und Siedlungsstrukturen und der Wohnqualität
- Zunehmende Isolation (Single-Haushalte nehmen zu)
- Urbanisierung (Verstädterung).

Freizeitverhalten
- Zur Gesunderhaltung ist ein ausgeglichenes Verhältnis von Arbeit und Freizeit wichtig
- Gefahr durch Überforderung, Freizeitstress.

Belastende Situationen Verlust von Bezugspersonen oder sozialen Bezügen führt zu Hilflosigkeit, Auswegslosigkeit.

Gesundheitsgefährdende Verhaltensweisen: Sozialmedizinische Aspekte

- Ungesunde Ernährung und ungünstige hygienische Verhältnisse in den unteren Bevölkerungsschichten begünstigen Krankheiten

- Krankheiten können sozial isolieren wie z.B. AIDS oder Maßnahmen des BSeuchG
- In bestimmten Berufen kann es zu typischen Berufserkrankungen kommen
- Heutiges Wohnverhalten führt vermehrt zur Isolation, z.B. durch Single-Haushalte
- Vereinsamung kann häufig zu psychischen Erkrankungen führen.

Maßnahmen der Prävention und Gesundheitserziehung

- Information, Aufklärungskampagnen, Beratung
- Krebsfrüherkennung, Schwangerschaftsvorsorge, Kindervorsorge
- Impfungen, Schul-Gesundheitsfürsorge
- Zahnarzt-Bonusheft
- Kontrolle der Nahrungsmittelzusätze, Umweltschutz, Kontrolle der Umweltgifte
- Betriebsärztlicher Dienst
- Gesetzliche Grundlagen, z.B. Mutterschutzgesetz.

6.12 Das Kind im Krankenhaus

- Kinder erleben Krankheit oft als Unterlegenheit, therapeutische oder medizinische Maßnahmen werden oft als Strafe erlebt
- Die Kinder sind unsicher, müssen Einschränkungen bezüglich Essen, Freunden, Bewegung und Spielen hinnehmen sowie Medikamente einnehmen
- Unbekannte Umgebung: bedrohlich oder neugierig?
- Angst des Kindes hängt auch davon ab, wie zuhause über das Krankenhaus gesprochen wird.

Hilfen für das Kind

- Bei geplanten Krankenhausaufenthalten vorher gemeinsam mit den Eltern das Krankenhaus/die Station kennen lernen
- Positive Geschichten erzählen, Bücher und Filme zu Hilfe nehmen
- Im Spiel alles durchgehen
- Das Kind die Koffer packen lassen, Vertrautes mitnehmen
- Bei kleineren Kindern: Begleitperson.

Hilfen bei Eingriffen / Untersuchungen

- Untersuchungen verursachen Angst, sind schmerzhaft und unbekannt

- Zuwendung durch eine Person geben, zu der das Kind Vertrauen hat
- Ehrliche Kommunikation
- Konstante Ansprechperson
- Vorbereitung: spielend erklären
- Bei akuter Angst das Kind durch spielen mit Puppen und Teddys ablenken, evtl. die Untersuchung malen lassen
- Nie Eingriffe o. Ä. im Bett des Kindes durchführen, sondern in einem Extraraum, da Bett und Spielzimmer »geschützte Räume« sind.

Trennung von der Mutter

- Für Kinder bis 5 Jahre ist die Trennung von der Mutter ein Schock: Trennungstrauma
- Kinder protestieren, schreien, weinen, sind verzweifelt
- Nach Protest: traurige Grundstimmung, innerer Rückzug
- Nach depressiver Phase: äußere Anpassung, hinter der häufig nicht überwundene Enttäuschung steckt.

6.13 Erziehung

Erziehung ist die geplante Beeinflussung Heranwachsender. Erzieher und zu Erziehender stehen in einem Interaktionsverhältnis. (☞ Sozialiastion, 6.6)

Erziehungsziele

- Ziel:
  - Verhalten orientiert an gültigen Normen, Werten und Gesetzen
  - Verantwortungsbewusstes, selbständiges Handeln
  - Mündigkeit der Bürger
- Erziehungsziele sind stark gesellschafts- und kulturabhängig
- Zieltypen:
  - Konkrete Ziele, bezogen auf eine Situation
  - Allgemeine Ziele betreffen Haltungen, Einstellungen, etc.

Erziehungsmöglichkeit

Funktional
- Ungeplante Erziehung
- Anleitung, z.B. Ergebnis / Ziel: richtig, falsch?

Intentional
- Geplante, zielgerichtete Erziehung
- Anleitung: Anleiter und Schüler haben eine klare Zielentscheidung, W-Fragen sind beantwortbar.

Bedeutung von Ich, Anlage, Umwelt

Ich
- Situation, in der ich mich befinde
- Interessen, Begeisterung, Freude
- »Ich will!«

Anlage
- Endogene Faktoren
- Möglichkeiten, die ein Mensch aufgrund seiner Erbanlage mit sich bringt
- Endogene Faktoren stellen das Wachstums- und Entwicklungspotential dar, das in seiner Entfaltung auf die Umwelt angewiesen ist.

Umwelt
- Exogene Faktoren
- Alle Einflüsse der Umwelt auf das Individuum, die Entwicklungsprozesse auslösen bzw. in Gang halten.

6.14 Erziehungserfolg und Erziehungsmittel

Einflussfaktoren auf den Erziehungserfolg

Familie
- Ort der primären Sozialisation des Kindes
- Familie wird von gesellschaftlich organisierten Erziehungs-, Bildungs- und Ausbildungsprozessen ergänzt
- Einflüsse der Familie sind von entscheidender Bedeutung für die Entwicklung von Selbstwertgefühl, Identität, Motivation und Selbstkonzept, ebenso für Erfolge bzw. Misserfolge innerhalb der Einrichtungen des öffentlichen Bildungswesens.

Beeinflussende Faktoren
- Größe, Anzahl der Kinder
- Erziehungsstil, Wertorientierung
- Zusammenhalt
- Sprachverhalten, Kulturkreis.

Schule
- Qualifikationsfunktion: Ort zur Befähigung der heranwachsenden Generation für die Bewältigung der Aufgaben im Beschäftigungs- und Gesellschaftssystem
- Selektionsfunktion: Steuerung der Schüler durch Prüfungen, Zensuren, Abschlüsse und Berechtigungen

- Integrations- bzw. Legitimationsfunktion: gesellschaftlich erwünschte Werte, Verhaltensweisen, Einstellungen und Überzeugungen wie z.B. Fleiß, Sorgfalt, Kooperationsbereitschaft, Verlässlichkeit, Pünktlichkeit, Loyalität gegenüber gesellschaftlichen und politischen Normen werden vermittelt.

Beeinflussende Faktoren
- Schulform: Internat, Gesamtschule, Gymnasium
- Klassengröße
- Raumgestaltung
- Lehrmittel, Lernstoff-Angebot.

Lehrer
Aufgaben
- Wissen, gesellschaftliche Wertvorstellungen und Normen vermitteln
- Unterrichtsvorbereitung und -durchführung
- Aufsichtsfunktion
- Verwaltungs- und Beratungsaufgaben
- Gestaltung von Lehrplänen
- Förderung der Beziehung der Schüler untereinander.

Beeinflussende Faktoren
- Führungs- und Erziehungsstil
- Persönlichkeit, Erfahrungen
- Vertrauensbildende Maßnahmen.

Individuum
Beeinflussende Faktoren
- Lernbereitschft
- Leistungspotenzial
- Berufs- und Lebensplanung
- Persönliche Lernerfahrung.

Positive und negative Erziehungsmittel

Positive Erziehungsmittel
- Lob, Anerkennung, Wertschätzung
- Geld
- Konstruktives Feedback
- Verantwortung, Eigenständigkeit
- Gute Anleitungssituationen.

Negative Erziehungsmittel
- Mangelndes Lob bzw. Anerkennung
- Strafe
- Kein Zuwachs an Verantwortung
- Routineaufgaben.

Gemeinsamkeiten von Krankenpflege und Pädagogik

- Beides sind zielgerichtete Prozesse
- Pädagogik hat das Ziel der Selbständigkeit, Krankenpflege das der Genesung und Gesundheit, Hilfe zur Selbsthilfe.

6.15 Erziehungs- und Führungsstile

Erziehungsstil = Komplex zusammen auftretender und relativ stabiler Erziehungspraktiken und -einstellungen.

- Das Erziehungsverhalten ist von den jeweiligen soziokulturellen Normen und dem jeweiligen Verhaltensträger wie Eltern oder Lehrer abhängig
- Erziehungsstile müssen den jeweiligen Erziehungszielen angepasst werden.

Führungsstile

- Autoritär: ich will, umfassende Vorgaben ohne Mitbestimmung
- Teamorientiert: wir wollen – gemeinsame Zielfestlegung, gegenseitige Übereinstimmung, Unterstützung und Aktivierung
- Antiautoritär, Laissez-faire: keine Vorgaben, alles geht seinen Gang.

Der partnerschaftlich-teamorientierte Führungsstil

Atmosphäre
- Zufriedenheit
- Arbeitsfreude
- Partnerschaftliches Klima.

Sprachliches Verhalten
- Gesprächston ist überwiegend gruppenbezogen
- Zahlreiche Diskussionen mit guten Ergebnissen.

Beziehung zur Arbeit
- Viele Vorschläge
- Verbindung von Phantasie und Aktivität
- Eifrige Beteiligung
- Wenig individuelles Besitzstreben.

Beziehungen untereinander
- Freundlich, vertrauensvoll, unbefangen
- Gutes Zusammengehörigkeitsgefühl mit stabilen Untergruppen
- Keine Sündenböcke, kaum Außenseiter
- Auf die Gruppenmitglieder ausgerichtet.

Beziehungen zum Gruppenleiter
- Freundlich, vertrauensvoll, unbefangen
- Gute Kommunikation.

Gruppenaktionen
- Oft und mit guten Ergebnissen
- Gruppe fängt selbständig an, wenn Leiter sich verspätet
- Kaum Aktivitätsabfall bei zeitweiliger Abwesenheit des Leiters
- Verstärkte eigene Anstrengung bei auftretenden Schwierigkeiten
- Hohe Leistung.

6.16 Teamarbeit

Team = Gruppe mit gleichem Ziel, sich ergänzenden Interessen und Fähigkeiten.
Teamarbeit: Mitdenken – Mitentscheiden – Mitverantworten.

Beeinflussende Faktoren
- Rahmenbedingungen, Arbeitsanfall, Stress
- Berufsgruppen, Beziehungen zu anderen Gruppen, Konfliktlösungsverhalten
- Persönlichkeit, persönliches Rollenverständnis
- Umgang, Charakter, Verhaltensweisen, Offenheit, Toleranz
- Informationsfluss, -verhalten, Kooperationsbereitschaft
- Selbständigkeit, Verantwortungsbewusstsein.

Aspekte zur Förderung der Teamarbeit
- Selbst aktiv sein
- Vernetzt denken und handeln, gruppen- und zielorientiert handeln, d.h. »was macht wer mit wem bis wann«
- Gemeinsamkeiten betonen, Unterschiede konstruktiv aufarbeiten
- Experten nutzen Experten
- Sowohl die eigene Rolle als auch die der anderen anerkennen.

6.17 Unter- und Überforderung, Konflikte

Vermeidung von Unter- und Überforderung in der praktischen Krankenpflegeausbildung
- Vorgespräch zur Ermittlung des »Ist-Zustandes«
- Lernangebote der Station schriftlich aufzeigen
- Für die Schüleranleitung verantwortliche Mentoren auf jeder Station

- Richtlinien, welche Kompetenzen die Schüler in welchem Kurs haben, Kontrolle
- Neue Mitarbeiter ausreichend einarbeiten, vorher Aufgaben festlegen
- Zu verantwortlichem Handeln hinführen, gezielte, schrittweise Anleitung: Erklären – Assistieren – Ausführen unter Aufsicht – selbstständig
- Folgen von Über- bzw. Unterforderung: Konflikte, Unzufriedenheit, Aggressionen.

Konflikte, Konfliktlösungsansätze

Konflikte können überall dort auftreten, wo Menschen miteinander in Beziehung treten bzw. zusammenarbeiten.

Konfliktarten

- Intrapersonell: Konflikt mit sich selbst
- Interpersonell: zwischen zwei Personen
- Gruppenkonflikt: innerhalb der Gruppe.

Konfliktentstehung

Ich denke, die Ursache des Problems läge bei den anderen
→ eigenes Verhalten: Kritik und Nörgelei gegenüber dem anderen
→ Leistung des anderen sinkt ab, Demotivation
→ eigene Einstellung verstärkt sich: Dauerkritik, Nörgelei, Misstrauen.

Konfliktentwicklung

Konfliktentstehung → latenter Konflikt → Konfliktwahrnehmung, Konflikterleben → manifester Konflikt → Konflikthandhabung mit der Anwendung von Unterdrückungsmechanismen oder der Verfügbarkeit von Lösungsmechanismen → Konfliktfolgen.

Positive Folgen von Konflikten

- Bewirken Wandel und Veränderung
- Tragen zur Klärung von Problemen bei
- Erhöhen die Qualität von Entscheidungen
- Ermöglichen die Befriedigung von Bedürfnissen
- Beseitigen trennende Elemente einer Beziehung oder Spannungen.

Negative Folgen von Konflikten

- Hohe Fluktuation, erhöhter Krankenstand
- Verminderte Motivation
- Hoher Energieverbrauch
- Dogmatismus, Intoleranz
- Aggressionen
- Unsicherheit.

Phasen der Konflikthandhabung
- Konflikte identifizieren und definieren, dabei mögliche Lösungen entwickeln
- Lösungsmöglichkeiten kritisch bewerten
- Maßnahmen im Detail ausarbeiten
- Sich für die beste annehmbare Lösung entscheiden
- Funktionsfähigkeit der Lösungen prüfen.

Konfliktlösungsansätze
- Sich ausreichend Zeit nehmen, um die Sichtweise des Problems und der Ziele deutlich auszudrücken
- Positive Einstellung zur offenen Austragung von Konflikten entwickeln, offenes Ansprechen des Konfliktes in Diskussionen und durch Fragen
- Auf die Gefühle und Motive eingehen, nicht nur auf die Sache
- Um Zurückhaltung und Objektivität bemühen, aufmerksames Zuhören
- Situationen schaffen, in denen die Parteien miteinander sprechen.

6.18 Beurteilung von MitarbeiterInnen

Beurteilungsgrundlagen
- Beurteilung auf nachvollziehbaren, fachlichen, objektiven Kriterien aufbauen
- Krankenpflege: verhaltensbezogene Kriterien sind wichtig, z.B. Freundlichkeit, Verantwortungsbewusstsein
- Berufliche Entwicklung – wenn möglich – vertretbar fördern
- Individuelle Aspekte wie Lernfortschritte und Krisen in der Beurteilung berücksichtigen.

Sinn und Zweck
- Anerkennung
- Wissen: wo stehe ich?
- Chance zur Korrektur
- Konstruktive Kritik als Hilfe zur Veränderung
- Wertschätzung, Bedürfnisbefriedigung – ich will wissen, was die anderen von mir halten.

Gruppenbezogene Bewertung
Der zu Beurteilende wird mit anderen in der Gruppe, z.B. einer SchülerIn aus dem Kurs, verglichen.

Leistungsbezogene, lernzielbezogene Bewertung
- Welche quantitativen oder qualitativen Leistungen werden von dem zu Beurteilenden erbracht?

- Hat er sein Lernziel erreicht, z.B. selbstständig eine Pflegeplanung zu erstellen?

Individuelle Bezugsnorm, Bewertungsnorm
- Besonderheiten des Schülers, z.B. Ängste, werden berücksichtigt
- Ist die Entwicklung seit Einsatzbeginn positiv oder eher rückläufig?

Prozess der Beurteilung von MitarbeiterInnen
- Leistungsmaßstäbe festlegen
- Informationen sammeln
- Informationen bewerten
- Beurteilungsgespräch führen
- Ergebnisse verwerten.

Grundlagen des Beurteilungsgespräches
Aufgaben
- Selbsteinschätzung erfragen
- Der Vorgesetzte schätzt den Mitarbeiter ein
- Schwächen, deren Ursache und deren Behebung mit der Möglichkeit zur Stellungnahme aufzeigen
- Den Beurteilten dazu anregen, an sich selbst zu arbeiten, ggf. Ziele vereinbaren
- Anerkennung des Mitarbeiters
- Das Vertrauensverhältnis zwischen Mitarbeiter und Vorgesetztem vertiefen.

Vorgehen
- Gespräch selbst gut vorbereiten, sich auf den Mitarbeiter einstellen, Zeit nehmen, Störungen vermeiden
- Mit dem Positivem beginnen, den anderen aussprechen lassen
- Nicht nur die Mängel aufzeigen, sondern vor allem Wege, sie abzustellen
- Konkrete Ziele setzen, Termine vereinbaren, dann zusammenfassen: dem anderen zeigen, dass man sich um ein objektives Urteil bemüht
- Nachher die Einwände und Gegenargumente sachlich überdenken und ggf. die eigene Beurteilung korrigieren.

Mögliche Fehlerquellen bei der Beurteilung
- Sympathie, Antipathie
- Äußerlichkeiten, z.B. Kleidung, Ausstrahlung, Aussehen, treten in den Vordergrund
- Persönliche Interessen
- Vorangegangene Beurteilungen werden unbewusst hinzugezogen
- Leistungen werden falsch gewichtet.

6.19 Rehabilitation

Medizinische, berufliche und soziale Maßnahmen, die den Menschen mit einer angeborenen oder erworbenen Behinderung fördern oder seine Fähigkeiten wiederherstellen bzw. bei drohendem Verlust erhalten sollen.

- Medizinische Rehabilitation: Wiederherstellung einer bestmöglichen Gesundheit
- Soziale Rehabilitation: Wiedereingliederung in normale Lebensbezüge (Familie, Gesellschaft)
- Berufliche Rehabilitation: Wiedereingliederung in die Berufswelt.

Rehabilitationsdienste

- Behindertenwerkstätten
- Kinderheime
- Übergangskliniken, Tageskliniken
- Wohngruppen
- Kurheime.

Rehabilitation in verschiedenen Altersstufen

- Kindern ein weitgehend »normales« Leben ermöglichen
- Erwachsene in das Berufsleben eingliedern
- Bei Älteren Immobilität bzw. Folgeerkrankungen vermeiden.

Krankenpflege als rehabilitative Pflege

- Bestmögliche Vorbereitung, z.B. Stumpf prothesenfähig machen, Frühmobilisation bei Apoplektikern
- Bedürfnisse des Patienten nach Rehabilitationsleistungen erkennen
- Ressourcen des Patienten fördern
- Sozialdienst bzw. Mitarbeiter für Überleitungspflege informieren
- Reha-Team einsetzen: Vernetzung der einzelnen Mitarbeiter, also Arzt, Sozialarbeiter, Krankengymnastik, Pflege usw.

Kostenträger

Krankenversicherung

- Ortskrankenkassen, Innungskrankenkassen, Betriebskrankenkassen, Angestellten-Ersatzkassen, Seekrankenkasse, Bundesknappschaft, Landwirtschaftliche Krankenkasse

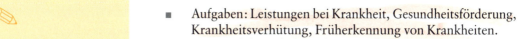

- Aufgaben: Leistungen bei Krankheit, Gesundheitsförderung, Krankheitsverhütung, Früherkennung von Krankheiten.
- Anspruchsberechtigte: der Versicherte selbst und mitversicherte Angehörige
- Leistungen:
  - Medizinisch: ärztliche und zahnärztliche Behandlung, Heil- und Hilfsmittel, Brillen, KG, Prothesen bzw. Orthesen, Krankenhausaufenthalte, Kuren
  - Ergänzende Leistungen: Krankengeld, Reisekosten, Beitragszahlungen zu den Sozialversicherungen, Behindertensport, Haushaltshilfen.

Rentenversicherung
- Landesversicherungsanstalten, Seekasse, Bundesversicherungsanstalt für Angestellte, Bundesknappschaft, Landwirtschaftliche Alterskasse
- Aufgaben: die Erwerbsfähigkeit eines Versicherten soll wieder hergestellt oder verbessert werden
- Anspruchsberechtigte: der Versicherte selbst, wenn er mindestens 60 Monate versichert war
- Leistungen:
  - Medizinisch: ärztliche Behandlung, Arznei- und Verbandmittel, Heilmittel, KG, Prothesen, Kuren
  - Beruflich: Unterstützung bei der Erhaltung oder Erlangung eines Arbeitsplatzes, Berufsvorbereitung, Fortbildung, Ausbildung, Umschulung
  - Ergänzende Leistungen: Übergangsgeld, Beiträge zur Sozialversicherung, Kostenübernahme bei berufsfördernden Leistungen, Haushaltshilfen.

Unfallversicherung
- Gewerbliche Berufsgenossenschaften, See-Berufsgenossenschaft, Landwirtschaftliche Berufsgenossenschaft, Gemeinde-Unfallversicherungsverbände, Feuerwehr-Unfallversicherungskassen, Ausführungsbehörden für Unfallversicherungen des Bundes, der Länder und Gemeinden
- Aufgaben:
  - Die durch einen Arbeitsunfall entstandenen Verletzungen beseitigen bzw. verbessern
  - Auswirkungen der Unfallfolgen erleichtern
  - Berufliche Wiedereingliederung auf Dauer
  - Prävention
- Anspruchsberechtigte: der Versicherte selbst; in einem Arbeitsverhältnis stehende Personen; Patienten, Kurgäste, Blutspender, Studenten, Schüler, Kinder
- Anspruchsvoraussetzungen: Arbeitsunfall, Wegeunfall, Berufskrankheit, drohende Berufskrankheit

- Leistungen:
  - Medizinisch: ☞ gesetzliche Krankenversicherung
  - Beruflich: ☞ Rentenversicherung
  - Ergänzende Leistungen: Verletztengeld bei medizinischen Maßnahmen, Übergangsgeld bei beruflichen Maßnahmen, Beiträge zur Sozialversicherung, Unterstützung beim Erwerb eines behindertengerechten Fahrzeugs oder einer Wohnung.

Arbeitslosenversicherung
- Bundesanstalt für Arbeit, Landesarbeitsämter, Arbeitsämter
- Aufgaben:
  - Behinderte in Arbeit und Beruf eingliedern und sie von der Hilfe anderer unabhängig machen
  - Berufsfördernde Bildungsmaßnahmen
  - Arbeitslosigkeit verhindern
- Anspruchsberechtigte: körperlich, geistig oder seelisch behinderte Personen, die der Unterstützung in der Berufswelt bedürfen
- Leistungen:
  - Beruflich: berufsfördernde Maßnahmen.

Sozialhilfe
- Überörtliche und örtliche Träger der Sozialhilfe
- Aufgaben:
  - Behinderten bei der sozialen und beruflichen Wiedereingliederung behilflich sein
  - Drohende Behinderungen verhüten
  - Bestehende Behinderungen beseitigen oder mildern
- Anspruchsberechtigte: dauerhaft körperlich, geistig oder seelisch Behinderte, die Sozialhilfe empfangen, sich nicht selbst helfen können und die erforderliche Hilfe von anderen, z.B. Angehörigen oder anderen Trägern, nicht erhalten
- Leistungen:
  - Hilfe zum Lebensunterhalt und in besonderen Lebenslagen, wenn das Einkommen des Betroffenen unter einer bestimmten Einkommensgrenze liegt
  - Heilpädagogische Betreuung von Kindern im Vorschulalter
  - Kostenübernahme bei Eingliederungsmaßnahmen von behinderten Kindern bis zum 21. Lebensjahr in Schule und Beruf.

Träger der sozialen Entschädigung bei Gesundheitsschäden

- Landesversorgungsämter, Versorgungsämter, Hauptfürsorgestellen, Fürsorgestellen
- Aufgaben:
  - Gesundheit und Leistungsfähigkeit erhalten, verbessern bzw. wieder herstellen
  - Angemessene wirtschaftliche Versorgung
- Anspruchsberechtigte: Personen, die an einer Krankheit erkrankt sind, für deren Folgen der Staat aus verschiedenen Gründen einstehen muss, z.B. Opfer von Naturkatastrophen
- Leistungen:
  - Maßnahmen, um Gesundheit und Leistungsfähigkeit zu erhalten, zu verbessern bzw. wieder herzustellen
  - Soziale Entschädigung bei Gesundheitsschäden.

Einleitung eines Reha-Verfahrens

- Antrag des Kranken an die Krankenkasse, auch wenn sie evtl. nicht endgültig für eine Reha-Maßnahme zuständig ist
- Nach dem Einverständnis des Patienten: Mitteilung des behandelnden Arztes an die Krankenkasse, bei Nichtkassenärzten muss der Patient dem Antrag ein ärztliches Attest beilegen
- Patient muss bei der Vorbereitung mitwirken.

7 Hygiene und Infektionslehre

7.1 Krankenhaushygiene

Aufgaben und Ziele

- Beschäftigte schützen: Infektionen durch Keime vermeiden, die auf das Personal übertragbar sind
- Patienten schützen: Infektionen durch Keime vermeiden, die auf den Patienten übertragen werden können
- Bei der Erkennung, Verhütung und Bekämpfung nosokomialer Infektionen mitwirken
- Alle Dekontaminations- bzw. Sterilisationsprozesse, die raumlufttechnischen Anlagen und die Wasserversorgung kontinuierlich überprüfen
- Hygiene- und Desinfektionspläne erstellen
- Ver- und Entsorgungslogistik im Krankenhaus: Lebensmittel, Pflegeutensilien, technische Geräte, Medikamente, Wasser, Abwasser, Abfälle
- Baupläne beurteilen; bei der Beschaffung von medizinischen Artikeln und Geräten beraten
- Regelmäßige Begehung aller Krankenhausbereiche mit Überwachung der Pflegetechniken und Arbeitsabläufe
- Schulung, Fortbildung.

Persönliche berufliche Hygiene

- Dienstkleidung, Schutzkleidung tragen
- Körperpflege, auf Haare und Fingernägel achten
- Händedesinfektion
- Handschuhe beim Umgang mit infektiösen Stoffen verwenden
- Auf Schmuck wegen erhöhter Unfallgefahr und aus hygienischen Gesichtspunkten verzichten
- Schutzimpfungen wahrnehmen
- Schutzbestimmungen einhalten
- Rückenschonende Arbeitsweise.

Risikobereiche im Krankenhaus

I. Hohes Infektionsrisiko

- Isolierstation wegen Infektionskrankheiten
- Labor und Dialyse (Umgang mit Blut und anderen infektiösen Materialien)

- Intensivstation, weil dort viele künstliche Eintrittspforten für Erreger am Patienten bestehen
- Schutz: Schutzkleidung, spezielle Hygienemaßnahmen, Hygieneplan.

II. Mittleres Infektionsrisiko
- »Normale« Pflegestation
- Bäderabteilung, diagnostische Abteilungen
- Küche
- Schutz: laufende Maßnahmen entsprechend dem Hygieneplan.

III. Geringes Infektionsrisiko
- Verwaltung
- Cafeteria
- Wohnbereiche.

Umweltentlastende Maßnahmen im Krankenhaus

Förderung des Umweltbewusstseins
- Abfallrecycling, Sondermüll fachgerecht entsorgen
- Umweltschonende Produkte einkaufen wie ungebleichte Einmalhandtücher und Toilettenpapier
- Automatische Dosiertechniken
- Einmalprodukte gezielt und sparsam einsetzen
- Anlagen regelmäßig warten.

Verpackungsmaterial reduzieren
- Transportverpackungen dem Hersteller zurückgeben
- Produkte mit weniger Verpackungsmaterial bevorzugen
- Pfandflaschen verwenden.

Energieverbrauch reduzieren
- Energiesparlampen
- Zeitschalter
- Energieverbrauchende Geräte regelmäßig warten
- Gute Isolation der Bausubstanz.

Wassersparende Maßnahmen
- Wasserstopsysteme
- Durchflussbegrenzer
- Regenwassertanks für Grünanlagen
- Tropfende Wasserhähne reparieren lassen.

Stoffe mit geringer Umweltbelastung verwenden
- Desinfektion auf Chlorbasis vermeiden
- Umweltverträgliche Baustoffe einsetzen
- Produkte mit Blauem Engel bevorzugen.

Hygienische Aspekte im Umgang mit HIV-infizierten Patienten

- Untersuchungsmaterial als »infektiös« kennzeichnen
- Patienten vor weiteren Infektionen schützen
- Je nach Abwehrlage des Patienten Umkehrisolation beachten
- Bei Gefahr eines Blutkontaktes, z.B. durch Anlegen von Infusionen, Blutentnahmen, Verbandwechsel und bei evtl. Kontakt mit Ausscheidungen ggf. Schutzkleidung und Handschuhe tragen
- Verletzungen vermeiden, gute Hautpflege der Hände
- Bei Stichverletzungen mit kontaminiertem Material: Wunde bluten lassen, Desinfektion, Betriebsarzt informieren, Unfallhergang dokumentieren.

7.2 Infektionen im Krankenhaus

Physiologische Eintrittspforten

- Intakte Haut: perkutan
- Respirationstrakt: durch Tröpfcheninfektion
- Gastrointestinaltrakt: durch Nahrungsmittel
- Uro-Genital-Trakt: durch Koitus
- Plazenta: während der Gravidität
- Konjunktiva: durch Kontaktinfektionen.

Künstliche Eintrittspforten

- Verletzungen der Haut: durch Injektion, Wunde, Instrumente
- Respirationstrakt: durch Intubation, Bronchoskopie, Instrumente
- Gastrointestinaltrakt: durch Sonden, Endoskopie, Instrumente
- Uro-Genital-Trakt: durch Katheter, Endoskopie, Instrumente
- Konjunktiva: durch Diagnostik, kontaminierte Salben oder Tropfen, Instrumente.

Infektionswege

Kontaktinfektion

- Direktübertragung durch Händeschütteln, Küssen, Geschlechtsverkehr, Beißen, Kratzen
- Z.B. Herpes simplex, Herpes labialis, Candidiasis.

Tröpfcheninfektion
- Durch Anhusten, Anniesen, Ansprechen
- Z. B. Tuberkulose, Influenza, Varizellen.

Übertragung durch Gegenstände oder Lebensmittel
- Durch Instrumente, Geräte, Kleidung, Nahrungsmittel
- Z. B. Wundinfektionen, Parasitose, Botulismus.

Staubinfektion
Z. B. Ornithose.

Hämatogene Übertragung
- Durch Blutkontakte: Kanülenstich, offene Wunde, Transfusion, Transplantation
- Z. B. Lues, Virushepatitis B, AIDS.

Nosokomiale Infektionen

Eine nosokomiale Infektion ist eine Infektion mit lokalen oder systemischen Infektionszeichen als Reaktion auf das Vorhandensein von Erregern oder ihrer Toxine, die im zeitlichen Zusammenhang mit einer stationären oder ambulanten medizinischen Maßnahme steht, soweit die Infektion nicht schon vorher bestand.

Probleme
- Resistenz der Erreger durch ungezielten Einsatz antibiotischer Substanzen
- Zunahme von Disposition (= Anfälligkeit) und Exposition (= Erregern ausgesetzt) der Patienten
- Vernachlässigung der üblichen Sterilisations- und Desinfektionsmaßnahmen durch die Einführung von Antibiotika.

Häufige Übertragungswege
- Hämatogene Ausbreitung nach invasiven Eingriffen
- Direkter Kontakt: z.B. mit Blut, Speichel, Körperflüssigkeiten
- Indirekter Kontakt: z.B. mit kontaminierten Instrumenten, Geräten oder Oberflächen
- Aerogen: durch Aerosole oder respiratorische Flüssigkeiten.

Häufige nosokomiale Infektionen
- Harnwegsinfektionen
- Wundinfektionen
- Pneumonie
- Sepsis.

7.3 Sterilisation

Sterilisation: Abtötung oder irreversible Schädigung aller Mikroorganismen einschließlich ihrer Dauerformen (Sporen) mit dem Ziel der Keimfreiheit.

Sterilisationsverfahren

Dampfsterilisation
- Sicherstes Verfahren
- Im Krankenhaus am häufigsten angewandt
- Nur bei thermostabilen Materialien möglich
- Einwirktemperatur: 134°C für 6–10 Min. oder 120°C für 15–20 Min.
- Ablauf: Evakuierung der Kammer → Einströmen des Dampfes → Aufheizphase → Ausgleichszeit → Sterilisierzeit → Sicherheitszuschlag → Trocknungszeit → langsame Abkühlung → Belüftungszeit
- Anwendung: OP-Wäsche, Verbandmaterial, Instrumente, thermostabile Flüssigkeiten, Glas.

Heißluftsterilisation
- Einwirktemperatur: 180°C für 30 Min. oder 160°C für 200 Min.
- Ablauf: Erwärmungszeit → Ausgleichszeit → Sterilisierzeit → Sicherheitszuschlag → Abkühlzeit
- Anwendung: Metall, Glas, Porzellan, Pulver, Öle, Puder.

Gassterilisation
- Verfahren:
  - Formaldehyd: bei glatten Oberflächen, bei 60°C, schnelle Desorption
  - Ethylenoxid: gute Durchdringung, bei 55°C, langsame Desorption, kanzerogen
- Bei thermolabilen Materialien wie Optiken oder Endoskopen anwendbar
- Sterilgut muss nach der Sterilisation im Desorptionsschrank oder Gassteri ausgasen.

Plasmasterilisation
- Temperatur: 50°C
- Anwendung: Sterilisation von thermolabilen Materialien
- Vorteile:
  - Toxische Nebenwirkungen werden gegenüber der Gassterilisation vermieden
  - Sterilgut ist sofort wieder einsetzbar

- Nachteile: Flüssigkeiten, Papier, Textilien, Abdeckungen, Kleidung und endständig geschlossene Lumina sind nicht sterilisierbar
- Ablauf: Vakuumphase → Injektionsphase des H_2O_2 → Diffusionsphase für 50 Min. → Plasmaphase mit Hochfrequenz-Plasmafeld zur Sterilisation → Belüftungsphase.

Strahlensterilisation
- Hohe Eindringtiefe
- Sehr teuer
- Großer Sicherheitsaufwand
- Nur für Einmalartikel
- Anwendung: bei thermolabilen Materialien.

Instrumentenaufbereitung vor der Sterilisation
- Die Instrumente nach Gebrauch in Desinfektionsmittellösung legen
- Ordnungsgemäße Reinigung, groben Schmutz mit der Bürste entfernen
- Dann mit klarem Wasser abspülen, gut abtrocknen
- Technischen Zustand kontrollieren
- In spezielle Sterilgut-Verpackung einschweißen, evtl. zwei- oder mehrfach
- Sterilisieren.

7.4 Desinfektion

Anforderungen an Desinfektionsmittel
- Möglichst großes Wirkungsspektrum: bakteriozid, viruzid, fungizid, sporozid, tuberkulozid
- Konzentrat muss licht- und luftbeständig sein
- Gute Wirtschaftlichkeit, das heißt es sollte bereits in geringer Dosis wirksam sein
- Rascher Wirkungseintritt, möglichst kurze Einwirkzeit
- Haut- und schleimhautfreundlich, wenig geruchsintensiv
- Wasserlöslich, mindertoxisch, materialschonend.

Abhängigkeitsfaktoren der Desinfektionswirkung
- Einwirktemperatur und -zeit
- Applikationsverfahren
- Wirkstoffkombinationen
- Konzentration
- Penetrationsvermögen
- Materialbeschaffenheit, -oberfläche.

Aspekte des Desinfektionsplanes

- Was muss desinfiziert werden?
  – Instrumente, Verbandwagen, Haut
- Wann muss etwas desinfiziert werden?
  – Wann, wie oft
- Womit muss etwas desinfiziert werden?
  – Haut-, Flächendesinfektionsmittel o. Ä.
- Wie muss etwas desinfiziert werden?
  – Eintauchdesinfektion, Wischdesinfektion, Sprühdesinfektion, Einwirkdauer
- Wer kontrolliert?
  – Klinikhygieniker.

7.5 Spezielle krankenhaushygienische Maßnahmen

Vorgehen bei Injektionen

Material
- Bereitgestelltes Instrumentarium vor mikrobieller Kontamination durch Staub und Nässe schützen, erst unmittelbar vor Gebrauch aus steriler Verpackung entnehmen
- Möglichst Einzeldosis-Ampullen verwenden, Injektionslösungen erst kurz vor Gebrauch unter aseptischen Bedingungen entnehmen
- Vor Punktion der Mehrdosis-Ampulle den Gummipfropfen mit Hautdesinfektionsmittel desinfizieren
- Ablaufdatum und Aufbewahrungszeitraum beachten
- Lösungsmittel bei Trockensubstanzen erst unmittelbar vor Gebrauch zuführen.

Durchführung
- Hygienische Händedesinfektion vor und nach der Injektion
- Einstichstelle mit sterilisierten Tupfern desinfizieren, dabei nur Mittel auf Alkoholbasis und PVP-Jod-Produkte benutzen, Einwirkzeit beachten
- Kanüle niemals in Schutzhülle zurückstecken (Recapping), sondern in speziellen, perforationssicheren Entsorgungsboxen abstreifen.

Umgang mit Infusionen

Material
- Behälter und Flüssigkeit vor Infusionsbeginn kontrollieren, Verfallsdatum beachten

- Nur Infusionsysteme einsetzen, in deren Belüftungsventil ein Bakterienfilter vorhanden ist und in deren Tropfkammer sich ein Partikelfilter befindet.

Durchführung
- Geschlossene Systeme nach max. 48 Stunden, konventionelle nach max. 24 Stunden wechseln
- Infusionssysteme nur unter Beachtung aseptischer Kautelen manipulieren
- Infusionen max. 1 Stunde vor Applikation vorbereiten
- Mit Medikamenten vermischte Lösungen sofort und ohne Unterbrechung infundieren
- Konnektionsstellen wie 3-Wege-Hähne oder Mehrfachverbindungen auf ein Minimum reduzieren
- Gummipfropfen der Infusionsflasche vor Punktion desinfizieren
- Punktionsstelle täglich kontrollieren und Verkrustungen, z.B. durch Blut, an den Konnektionsstellen beseitigen
- Bei Infektionszeichen Zugang entfernen, ZVK-Spitze bakteriologisch untersuchen lassen
- Ggf. endständigen Filter einsetzen.

Umgang mit Transfusionen

- Einmal erwärmte Präparate müssen transfundiert oder verworfen werden
- Blut oder Blutbestandteile nicht über 37°C erwärmen
- Transfusion unter aseptischen Bedingungen vorbereiten, dabei Hände desinfizieren, Hautkontakt mit Ansteckkonen vermeiden und auf Selbstschutz achten
- Beutel von verabreichter Konserve muss 24 Stunden gekühlt aufbewahrt werden
- Auf Verfallsdatum achten.

Vermeidung von Wundinfektionen

Material
- Nur sterile Verbandstoffe, Lösungen und Instrumente verwenden
- Verbandmaterial in einem geschlossenen Abfallbehälter, Instrumente geöffnet in den Entsorgungscontainer entsorgen
- Oberflächen des Verbandwagens nach Verbandvisite desinfizierend abwaschen, aufrüsten und staubgeschützt abdecken.

Durchführung

- Unmittelbar vor dem Verbandwechsel sollte der Raum nicht gereinigt werden
- Fenster schließen
- Reihenfolge bei Verbandwechsel beachten: erst aseptisch, dann septisch
- Verbandwagen nicht mit in das Patientenzimmer nehmen
- Vor und nach dem Verbandwechsel Hände desinfizieren
- Während des Verbandwechsels wenig sprechen
- Evtl. Einmalschürze, Mund- und Haarschutz anlegen
- Einmalhandschuhe, evtl. steril, verwenden
- Aseptische Wunden von innen nach außen, septische Wunden von außen nach innen reinigen bzw. desinfizieren.

Vermeidung von Harnwegsinfektionen bei liegendem Dauerkatheter

- Nur geschlossene Systeme verwenden, Katheter von System nicht dekonnektieren
- Bei DK-Wechsel gleichzeitig auch das Drainagesystem erneuern
- Verbindungsstelle zwischen Katheter und Harnröhrenöffnung ständig sauber halten
- Liegedauer so kurz wie möglich
- ☞ Pflege in der Urologie, 1.18.

7.6 Erreger von Infektionen

Als Infektion bezeichnet man die Aufnahme eines Krankheitserregers (Bakterien, Viren, Pilze) und seine nachfolgende Entwicklung oder Vermehrung im menschlichen Organismus.

Bakterien

Bakterien sind die kleinsten einzelligen Organismen, die sich durch Teilung vermehren.

Aufbau

- Zellwand: starres Gerüst, Träger der Antigenität
- Zytoplasma-Membran: semipermeabel, enthält Transport- und Syntheseenzyme
- Zytoplasma: enthält RNS, Ribosomen, lösliche Enzyme, keine Mitochondrien
- Kernaequivalent: entspricht einer ringförmigen Bakterien-DNA
- Bakterienkapsel (Schleimhülle): dient dem Schutz vor der Phagozytose durch Makrophagen sowie dem Schutz vor äußeren Einflüssen

- Besonderheiten: Fimbrien und Geißeln, die eine aktive Fortbewegung ermöglichen.

Eigenschaften
- Eigener Stoffwechsel
- Sporenbildung (= Dauerformen mit erhöhter Resistenz gegenüber Umwelteinflüssen)

Einteilung

Gramposititve Bakterien   Bei Zugabe von Methylviolett (= GRAMfärbung) verfärben sich die Bakterien blau.
- Kokken:
  - Aerob: Staphylokokken, Streptokokken, Trocken- oder Luftkeime, Enterokokken
  - Anaerob: Peptokokken
- Stäbchen:
  - Aerob: Korynebakterien, Listerien, Aerobe Sporenbildner, Mykobakterien
  - Anaerob: Lactobazillus, Clostridien.

Gramnegative Bakterien   Bei Zugabe von Methylviolett (= GRAMfärbung) verfärben sich die Bakterien rot.
- Kokken:
  - Aerob: Neisserien
  - Anaerob: Veillonellen
- Stäbchen:
  - Aerob: Pseudomonas, Legionellen, Enterobakterien, Vibrionen
  - Anaerob: Bakteroiden.

Klinische Bedeutung
- Sporen: widerstandsfähig gegen Druck, Hitze, Kälte, Desinfektion; z.B. Tetanus, Chlostridien
- Pyrogen: fiebererzeugend
- Eiterbildung
- Putride: Fäulnisbildung
- Lokale Infektionen, z.B. Abszess, Empyem, Panaritium, Phlegmone
- Generalisierte Infektionskrankheiten, z.B. Tuberkulose, Pneumonie, Typhus, Diphtherie, Scharlach, Tetanus.

Nachweismöglichkeiten
- Mikroskopisch: Nativverfahren
- Färbemethoden: GRAM-Färbung, ZIEHL-NEELSEN
- Kulturell:
  - Nährboden, Nährlösung, Gewebekultur
  - Tierversuche
  - Abstrich, Ausscheidung, Körperflüssigkeit

- Serologisch:
  - Antigen-Antikörper-Nachweis von Streptokokken, Staphylokokken, Pneumokokken, Enterokokken
  - GRUBER-WIDAHL-Test
  - KBR (= Komplement-Bindungs-Reaktion).

Therapeutische Ansätze
- Kausal: Antibiotika nach Antibiogramm
- Symptomatisch: Kortikoide, γ-Globuline
- Chirurgisch: Inzision
- Lokal: Umschläge mit Rivanol®, Salben; Ruhigstellung, Hochlagerung
- Immunisierung, aktiv und passiv.

Viren

Infektiöse Einheit, kleiner als Bakterien; benötigen Wirt zum Überleben, da sie keinen eigenen Stoffwechsel haben.

Aufbau
- Nur elektronenmikroskopisch sichtbar
- Besitzen nur eine Nukleinsäure, also RNA oder DNA
- Besitzen schützende Proteinhülle (= Kapsid) und Außenhülle.

Krankheitsbeispiele
- Lokale Infektion: Warzen, Herpes zoster, Herpes labialis
- Generalisierte Infektionen: Hepatitis, Pocken, Grippe, Röteln, Mumps, AIDS.

Nachweismöglichkeiten
- Serologisch: Antigen-Antikörper-Nachweis, z.B. HIV-Test, Hepatitis-Serologie
- Virusanzüchtungen.

Therapeutische Ansätze
- Antivirale Substanzen verabreichen, die aber nur die Vermehrung der Viren stoppen und die Viren nicht abtöten können
- Symptomatisch: Juckreiz, Fieber bekämpfen
- Antibiose, um mögliche bakterielle Zweitinfektionen zu vermeiden
- Körpereigene Abwehr stärken durch Interferon
- Immunisierung, z.B. Poliomyelitis-Impfung.

Pilze

Pilze sind chlorophyllfreie, niedere Pflanzen.

Einteilung
- Fadenpilze (Dermatophyten): nur oberflächliche Infektionen, z.B. Nagelpilze
- Hefepilze (= Sprosspilze): normale Körperflora, z.B. Candida albicans; fakultativ pathogen
- Schimmelpilze: führen zu Systemmykosen oder Asthma; opportunistisch; z.B. Penicillium, Aspergillus.

Aufbau
- Zellwand
- Zellplasma
- Zellkern.

Klinische Bedeutung
- Krankheitsursache:
  - Infektion: klassische Mykose
  - Allergie: Mykoallergose
  - Vergiftung: Mykotoxikose
- Lokale Mykosen: Fußpilz, Soor
- Allgemeine Pilzinfektionen: Pneumonie
- Begünstigt bei Patienten mit Abwehrschwäche, Antibiose, Diabetes mellitus, Zytostase-Therapie, Leukämie, AIDS
- Lokale Antimykotika, z.B Nystatin®, Fungizid®, Canesten®, mehrmals dünn auftragen und dabei Handschuhe verwenden.

Nachweismöglichkeiten
- Mikroskopisch
- Kulturell: auf Nährmedien züchten.

Eigenschaften der Erreger

Infektiösität
Fähigkeit eines Erregers, sich von Wirt zu Wirt übertragen zu lassen (= Ansteckungsfähigkeit, Infektionsquotient).

Beeinflussende Faktoren
- Übertragbarkeit
- Haftungsvermögen des Erregers
- Vermehrungsfähigkeit des Erregers.

Beispiele
- Hohe Infektiösität: Windpocken, Pocken
- Geringe Infektiösität: Hepatitis B, HIV.

Pathogenität
Eigenschaft von Erregern, eine Erkrankung hervorzurufen.

Beeinflussende Faktoren

- Toxin-Bildungsvermögen
  - Exotoxine (= Ausscheidungstoxine): Erreger findet gutes Milieu, vermehrt sich, scheidet Toxine aus; z.B. Tetanus
  - Endotoxine (= Zerfallstoxine): Toxine werden frei, wenn Erreger stirbt; z.B. Typhus
- Leukozidin: hemmt die Leukozyten
- Enzyme: hemmen bzw. stören die Abwehrfunktion des Wirtes.

Virulenz

Fähigkeit, in gesundes Gewebe einzudringen und den Wirt zu schädigen (Giftigkeit). Setzt sich zusammen aus Infektiösität (s.o.), Toxizität (= Fähigkeit, Gifte zu bilden) und Gewebsaffinität (= Vorliebe zu bestimmten Geweben).

Verhalten der Erreger

- Apathogen: kann bei Mensch oder Tier keine Krankheit hervorrufen
- Normalflora: Erreger leben auf der Haut, Schleimhaut oder in offenen Körperhöhlen, ohne den Menschen zu schädigen bzw. sie sind sogar wichtig für den Menschen, z.B. die Coli-Bakterien im Darm
- Fakultativ pathogen: Erreger sind normalerweise harmlos, können aber bei einer »günstigen« Gelegenheit eine Krankheit verursachen
- Obligat pathogen: Erreger gehört nicht zur Normalflora und verursacht eine Infektion.

7.7 Abwehrmechanismen des Menschen

Der äußere Schutzwall

Aufgrund der mechanischen, chemischen und bakteriellen Schutzmechanismen des Körpers, vor allem Haut und Schleimhaut, werden Krankheitserreger beim gesunden Menschen in der Regel am Eintreten in den Körper gehindert.

- Mechanischer Schutz: intakte Haut, Flimmerepithel
- Chemischer Schutz: pH-Wert der Haut, Magensaft, bakteriozide Substanzen bei physiologischen Köperöffnungen, z.B. Tränenflüssigkeit
- Bakterielle Mischflora auf der Haut.

Die zelluläre Abwehr

Stationäre Abwehr durch das RES (= retikuloendotheliales System)

- Zellen, die Antikörper bilden können
- Zellen, die phagozytieren
- Z.B. Kupffer'sche Sternzellen der Leber, lymphatischer Rachenring, Zellen in Leber und Milz.

Mobile Abwehr

1. Phase Erreger tritt ein.

2. Phase
- Granulozyten greifen ein, es kommt zur Phagozytose
- Antitoxische, bakteriozide Substanzen werden gebildet
- Pathogenität ↓.

3. Phase
- Monozyten greifen ein und phagozytieren Erreger und beladene Granulozyten
- Es kommt zur akut eintretenden Leukozytose.

4. Phase
- Lymphozyten greifen ein, nehmen Erreger-Info auf
- B-Helfer-Zellen: aktivieren Plasmazellen, die innerhalb von 7–10 Tagen Antikörper bilden und dann mobilisieren können
- T-Helfer-Zellen: aktivieren Killer-Zellen.

Allgemeine humorale Abwehr
- Unspezifisch
- Durch verschiedene Plasmafaktoren, z.B. Proteine
- Unterstützt Phagozytose, wirkt dabei zellauflösend
- Fördert die Antigen-Antikörper-Reaktion
- Benötigt Globuline.

Beispiele
- Interferon: virushemmend
- Lysozym: bakterienauflösend
- Opsonine: fördern Phagozytose
- Komplementsystem: aktiviert die einzelnen Substanzen in ihrer Wirkung bzw. Abwehrfunktion.

Spezielle humorale Abwehr

Passgenaue Antikörper auf ein entsprechendes Antigen (»Schlüssel-Schloss-Prinzip«).

- Setzt nach oder gleichzeitig mit der unspezifischen Abwehr ein
- Erstkontakt notwendig.

Ursachen für die Bildung von Antikörpern
- Passive oder aktive Immunisierung
- Stille Feiung
- Infektion: Bildung von Antikörpern direkt oder nach 7–10 Tagen durch Neubildung.

Beispiel für die humorale Abwehr
B-Lymphozyten.

7.8 Die Infektionskrankheit

Definition Infektion ☞ 7.6

Formen

Lokale Infektion
- Infektion bleibt auf die Eintrittstelle beschränkt
- Durch Bakterien, Viren, Pilze oder Parasiten.

Generalisierte Infektion
Infektion breitet sich über das Blut und die Lymphwege auf den gesamten Organismus aus.

Sepsis
Erreger streuen aus lokalen Infektionsquellen über das Blut in den gesamten Organismus.

Stadien
- Kontamination: Erreger haftet an
- Invasion: Erreger dringt ein
- Inkubation: Zeitraum zwischen dem Eindringen des Erregers bis zum Auftreten erster Krankheitssymptome
- Prodromalstadium: Auftreten der ersten unspezifischen Symptome bis zum Ausbruch der für die Krankheit typischen Symptome
- Generalisation: krankheitsspezifische Zeichen treten auf
- Rekonvaleszenz: Erholungsstadium.

Symptome
- Rötung (Rubor), Schwellung (Tumor), Überwärmung (Calor), Schmerzen (Dolor), Funktionseinschränkung (Functio laesa)

- Fieber, Mattigkeit, Kopfschmerzen, Gliederschmerzen
- BSG ↑↑, Leukozytose (= Leukozyten > 10.000 / μl).

Faktoren, die die Entstehung einer Infektionskrankheit beeinflussen

- Erreger muss vorhanden sein
- Erreger muss anhaften
- Erreger muss eindringen
- Erreger muss sich vermehren
- Organismus muss auf den Erreger reagieren.

> ! Nicht jede Infektion führt zu einer Infektionskrankheit!

Infektionsquellen

- Lebend: Mensch, Tier
- Unbelebt: Nahrungsmittel, Pflegeutensilien, Wasser.

Infektionsweg

- Direkt: Quelle → Wirt
- Indirekt: Quelle → Überträger → Wirt

Wirtverhalten

- Disposition, so begünstigt der Diabetes mellitus z.B. Pilzinfektionen
- Äußerer Schutzwall, wie z.B. der Zustand der Haut
- Ernährungszustand, Allgemeinzustand
- Resistenz, Immunität
- Abwehrverhalten: zelluläre und humorale Abwehr.

Gast-Wirt-Beziehung

- Symbionten (= nutzen dem Wirt)
- Kommensalen (= leben mit dem Wirt, ohne ihn zu schädigen)
- Parasiten (= schaden der Wirtszelle).

Verlauf

- Latent (= verborgen, ohne Symptome verlaufend)
- Manifest (= sichtbar, erkennbar, typische klinische Symptomatik)
- Stumm (= stille Feiung; keine typischen Symptome; Antikörper werden gebildet).

Charakteristika einer Infektionskrankheit

- Durch Keime verursacht, die erneut eine Infektion hervorrufen können
- Ablauf in verschiedenen Stadien.

Diagnostik bei Infektionskrankheiten

- Anamnese
- Körperliche Untersuchung
- Entnahme von Untersuchungsmaterial, z.B. Körperflüssigkeiten, Ausscheidungen, Punktat
- Mikroskopische, kulturelle oder serologische Laboruntersuchungen, Tierversuch.

Mikroskopisch
- Nativverfahren, ohne Anfärbung
- Färbeverfahren, z.B. GRAM-Färbung oder ZIEHL-NEELSEN.

Kulturell
- Keime werden in einem bestimmten Nährmedium gezüchtet:
  - Feste Nährböden, z.B. Uricult®
  - Flüssige Nährböden, z.B. Nährlösung in Abstrichröhrchen
  - Halbfeste Nährböden
- Eine Kultur ermöglicht nur den Beweis von Keimen, aber nicht die genaue Beurteilung, dazu ist eine Reinkultur nötig.

Serologisch
- Nachweis von Antigenen, z.B. Gift, Bakterium oder Virus, ca. 3–7 Tage nach der Infektion
- Nachweis von Antikörpern, in der Regel nach 10–14 Tagen
- Titerbestimmung (= Menge der Antikörper)
- Tests, z.B. GRUBER-WIDAHL-Test zum Nachweis der Antigene und Antikörper bei Salmonellen
- Komplement-Bindungs-Reaktion.

Antigen-Antikörper-Reaktionsmöglichkeiten
- Agglutination (= Verklumpung)
- Praezipitation (= Ausfällung)
- Lysis (= Auflösung).

Aspekte im Umgang mit Untersuchungsmaterialien

- Untersuchungsmaterial steril entnehmen und sofort transportieren, bei der Versendung oder Zwischenlagerung auf richtige Temperatur achten
- Sorgfältige Entnahme zum richtigen Zeitpunkt, z.B. bei Schüttelfrost, vor Beginn der Antibiose
- Untersuchungsmaterial, wenn notwendig, an verschiedenen Körperstellen entnehmen, z.B. bei V.a. Tuberkulose: Sputum + Magensaft

- Begleitzettel und Untersuchungsröhrchen richtig und vollständig mit Name, Vorname, Geburtsdatum des Patienten, Material, gewünschter Untersuchung, Datum der Entnahme, Absender beschriften.

! Kontamination kann Untersuchungsergebnisse verfälschen.

Therapeutische Ansätze bei Infektionskrankheiten

Kausale Behandlung
- Antibiotika: wirken bakteriozid oder bakteriostatisch
- Antimykotika, z.B. in Form von Salben, Pasten, Inhalation, Tabletten
- Tuberkulostatika: mind. $1/2$ Jahr einnehmen, da hohe Rezidivrate; Mehrfach-Kombinations-Präparate verwenden
- Antivirale Substanzen: hemmen Virusvermehrung
- Reihenfolge der Behandlung:
  – Keimbestimmung
  – Antibiogramm
  – Evtl. zunächst Breitband-Antibiotika einsetzen
  – Gezielte Antibiotika nach Antibiogramm, anfänglich hoch dosiert; Dauer: max. 10 Tage bei oraler Zufuhr
  – Evtl. zusätzliche Gabe von Antazida
- Auf mögliche Allergien achten.

Symptomatische Behandlung
- Heilseren, z.B. Tetagam®, verabreichen
- Fiebersenkende Maßnahmen durchführen
- Symptome durch Analgetika, Antipyretika und Antihistaminika lindern
- Entzündungshemmende Medikamente, z.B. γ-Globuline, verabreichen
- Abwehrlage optimieren, z.B. durch eiweiß- und vitaminreiche Kost.

Möglichkeiten zur Verbesserung der Abwehrlage
- Impfungen mit dem Ziel der Immunität
- Eiweißreiche, hochkalorische, vitaminreiche Kost
- Geregelte Lebensweise
- Kein Alkohol, keine Zigaretten
- Viel Bewegung.

Krankenhaushygienische Maßnahmen
- Infektionsquellen durch Isolierung oder Desinfektion von Ausscheidungen bekämpfen bzw. ausschalten

7 Hygiene und Infektionslehre

- Infektionsweg unterbinden bzw. Übertragung vermeiden
- Entsprechende Sterilisations- und Desinfektionsverfahren.

7.9 Impfungen

- Ziel: vorübergehende oder andauernde Immunität
- Indikationen: Seuchenprophylaxe, Individualschutz.

Begriffe

- Grundimmunisierung: Erstimpfung, wobei der Körper Antikörper bildet, die erst langsam aufgebaut werden, z.B. die ersten 3 Impfungen bei Hepatitis
- Auffrischimmunisierung: Wiederholungsimpfung, um Menge an Antikörpern im Blut zu erhöhen, z.B. Impfung nach 3–5 Jahren bei Hepatitis
- Simultanimpfung: gleichzeitige aktive Impfung mit lang anhaltender Wirkung und passive Impfung mit schnell einsetzendem Impfschutz
- Aktive Impfung: abgeschwächte Antigene bzw. Erreger werden zugeführt und der Körper bildet selbst Antikörper, z.B. Tetanol® bei Tetanus, Gen HB-Vax® bei Hepatitis
- Passive Impfung: Antikörper werden dem Körper zugeführt → sofortige Immunität, aber sehr kurzfristig, z.B. Tetagam® bei Tetanus.

Voraussetzungen bei Impfungen

- Impfling ist gesund
- Vorsicht bei Schwangerschaft und während der Menstruation
- Nach der Impfung ca. 14 Tage übermäßige körperliche Anstrengung vermeiden
- Bei kutanen Impfungen den Impfbezirk beim Waschen aussparen
- Impfungen ins Impfbuch eintragen lassen.

Prinzip der Hepatitis B-Immunisierung

- Aktive Immunisierung
  - 1. Injektion: Zeitpunkt der Wahl
  - 2. Injektion: nach 4–6 Wochen
  - 3. Injektion: nach 6 Monaten
- Impfschutz: 3–5 Jahre, je nach Titer.

Glossar

Aberration Abweichung
Abrasio Ausschabung
acholisch entfärbter, kalkfarbener Stuhlgang
Adhäsion Zusammenkleben
Adipositas Fettsucht
Adnexitis Entzündung von Tube und Ovar
Agraphie Verlust der Schreibfähigkeit trotz intakter Motorik
Alkalose Störung des Säuren-Basen-Haushaltes (pH-Wert des Blutes > 7,44)
ambivalent Hin- und Hergerissensein zwischen gegensätzlichen Wünschen und Vorstellungen, z.B. Hassliebe
Analgetika Medikamente zur Schmerzbekämpfung
Anastomose Verbindung
Androgene männliche Sexualhormone
Aneurysma Ausbuchtung einer Arterie
Anomalie Fehlbildung
Antazida Medikamente, die die Salzsäure im Magen neutralisieren
Antiemetika Medikamente gegen Übelkeit und Erbrechen
Antihistaminika Medikamente, die die Wirkung von Histamin hemmen
Antimykotika Medikamente zur Behandlung von Pilzinfektionen
Antipyretika fiebersenkende Medikamente
Antitussiva Medikamente, die den Hustenreflex hemmen
Apathie Teilnahmslosigkeit
Aphasie Sprachstörung aufgrund einer Störung des Sprachzentrums
Aplasie nicht ausgebildetes, aber angelegtes Organ oder Gewebe
Aspiration Ansaugen von flüssigen oder gasförmigen Stoffen; Einatmen von festen oder flüssigen Stoffen
Astheniker magerer, blass-schmalgesichtiger Mensch
aszendierend aufsteigend
Aszites Flüssigkeitsansammlung in der Bauchhöhle
Atelektase nicht mit Luft gefüllte Lungenalveolen
Atrophie Rückbildung, Gewebsschwund
Auskultation Abhören von Organen auf Schallphänomene mittels Stethoskop

Autismus psychische Störung, bei der der Patient sich in seine eigene Gedankenwelt zurückzieht und sich somit von der Umwelt abkapselt
Autoaggression gegen sich selbst gerichtete Aggression
Autoimmunisierung gegen körpereigene Substanzen gerichtete Immunisierung mit Bildung von Autoantikörpern
Azidose Störung des Säuren-Basen-Haushaltes (pH-Wert des Blutes < 7,36)
akterizid Fähigkeit, Bakterien abzutöten

Bakteriurie Ausscheidung von Bakterien im Urin
Bedside-Test Test »am Krankenbett«, mit dem kurz vor einer Bluttransfusion die Blutgruppe von Spender und Empfänger erneut bestimmt wird
Bifurkation Gabelung
biliär die Galle betreffend
Bilirubinurie Ausscheidung von Bilirubin im Urin
Borreliose Infektion mit Borrelien, typisch: Rückfallfieber
Botulismus durch Toxine des Clostridium botulinum hervorgerufene Vergiftung
Briden Verwachsungen
Bronchospasmolytika Medikamente zur Erweiterung spastisch verengter Bronchien

Cholangitis Entzündung der Gallenwege
Cholestase Gallenstauung

degenerativ zelluläre Strukturen oder deren Funktionen sind verändert
Dehydratation Abnahme des Körperwassers
Dekompensation Unfähigkeit zum Ausgleich einer Funktionsstörung
Desensibilisierung Therapie zur Angstminderung
Diarrhöe Durchfall
Diastole Stadium der Erschlaffung des Herzmuskels zwischen zwei Systolen, in der sich die Kammern füllen
Diathese, hämorrhagische erhöhte Blutungsneigung
Dilatation Erweiterung
Disaccharide Zweifachzucker
Dislokation Lageveränderung
Disposition Veranlagung, Krankheitsbereitschaft

Diurese Harnausscheidung
Dogmatismus starres, unkritisches Festhalten an Anschauungen, Lehrmeinungen
Down-Syndrom Trisomie 21, Chromosomenabweichung meist mit dreifachem Chromosom 21 mit der Folge von Fehlentwicklungen
Dysphagie Schluckstörung
Dyspnoe Atemnot
Dystrophie durch Mangel oder Fehlernährung bedingte Störung des gesamten Organismus
Dysurie schmerzhaftes Wasserlassen

egozentrisch ichbezogen, die eigene Person steht im Mittelpunkt
Eklampsie schwangerschaftsbedingte Erkrankung mit tonisch-klonischen Krampfanfällen
Embolie Verschluss eines Gefäßes durch einen Embolus (Gefäßpfropf)
enteral den Darm betreffend
Enzephalitis Entzündung des Gehirns
Erosion oberflächliche Hautschädigung mit Gewebsverlust
Exophthalmus hervortreten der Augäpfel aus der Augenhöhle
Expektoranzien Medikamente, die den Auswurf fördern
Exsikkose Austrocknung
Exstirpation Entfernung von Gewebe
Extraktion Herausziehen

Fäulnisdyspepsie Verdauungsstörung mit mangelnder Spaltung und Resorption von Eiweiß
Fluor Ausfluss
Foetor uraemicus urinähnlicher Mundgeruch
Fundoplicatio OP, bei der der obere Magenanteil manschettenförmig um die Speiseröhre gelegt wird, wodurch ein spitzer Winkel entsteht, der einen Reflux verhindert
fungizid Fähigkeit, Pilze abzutöten

Gangrän ischämischer Gewebsuntergang, der sich infizieren kann, evtl. mit Gewebserweichung (»feuchtes Gangrän«)
Gärungsdyspepsie Störung der Kohlenhydrat-Verdauung
Gravidität Schwangerschaft
Gynäkomastie Vergrößerung der männlichen Brustdrüse

Hämatokrit Anteil der Erythrozyten, Leukozyten und Thrombozyten im Verhältnis zum Gesamtvolumen des Blutes

Hämatosalpinx Blutansammlung im Eileiter
Hämaturie pathologische Ausscheidung von Erythrozyten im Urin
Hämoglobinurie Ausscheidung von Hämoglobin im Urin
Hämolyse Auflösung der Erythrozyten
Hemiplegie Lähmung einer Körperhälfte
Hydrosalpinx mit Flüssigkeit gefüllte Eileiter
Hydrozephalus »Wasserkopf«, dauerhafte Ausweitung der Liquorräume des Gehirns
Hyperazidität Übersäuerung des Magensaftes
Hyperlipoproteinämie Blutfettwerte ↑↑
hypersonor lauter, hohl klingender Schall beim Abklopfen
Hypertrophie Vergrößerung von Gewebe
Hyperventilation gesteigerte Atmung mit Sauerstoffüberschuss und Kohlendioxidmangel im Blut
Hypo-, Hyperglykämie Blutzuckergehalt ↓↓ bzw. ↑↑
Hypo-, Hypervolämie Blutvolumen ↓↓ bzw. ↑↑
Hyposensibilisierung schrittweises Gewöhnen an ein Allergen, indem man es in langsam ansteigenden Konzentrationen verabreicht
Hypoxie Sauerstoffmangel
Hysterektomie Entfernung der Gebärmutter

Ikterus »Gelbsucht«, gelbliche Färbung von Haut und Skleren durch einen erhöhten Bilirubingehalt in Blut und Gewebe
Ileostomie Anlage eines künstlichen Dünndarm-Ausgangs
Immunglobulin Proteine, die bei der spezifischen humoralen Abwehr gebildet werden
Immunisierung Herbeiführen einer Immunität, z.B. durch eine Schutzimpfung
Infiltration Flüssigkeit oder Zellen dringen in das Interstitium ein
Influenza Grippe
initial anfänglich, beginnend
Inkarzeration Einklemmung (sog. Brucheinklemmung)
Insult Anfall
interstitiell im Zwischengewebe befindlich
intestinal zum Darmkanal gehörend
Intoxikation Vergiftung
intravasal in ein Gefäß
Intrinsic factor wird im Magen gebildet und zur Resorption von Vit. B_{12} im Ileum benötigt
Invagination Einstülpung eines Darmabschnitts in einen anderen
in vitro-Fertilisation künstliche Befruchtung der weiblichen Eizelle außerhalb des Organismus
Inzision Einschnitt, Gewebsdurchtrennung

Kachexie Abmagerung, »Auszehrung«
kanzerogen krebserzeugend
kardial das Herz betreffend
Kardiomyopathie Herzmuskelerkrankung mit Verdickung des Herzmuskels und/oder der Herzhöhle, ohne dass andere Herz- oder Gefäßleiden zugrunde liegen
Katabolismus Abbaustoffwechsel
Katatonie psychisches Krankheitsbild mit Störung der willkürlichen Bewegungsabläufe
kaudal steißwärts
Kautelen Vorsichtsmaßnahmen
Keloid Bindegewebeswucherung an einer Narbe
Kohabitation Geschlechtsverkehr
Koitus Geschlechtsverkehr, Beischlaf
Kollagenose Oberbegriff für Autoimmunprozesse verschiedener Ursache mit Bindegewebesveränderungen
kolloidal Stoffe liegen in einer Lösung so fein verteilt vor, dass sie weder mit dem bloßen Auge noch mit dem Mikroskop erkennbar sind
Kolostomie Anlage eines künstlichen Dickdarm-Ausgangs
Konisation kegelförmige Ausschneidung der Portio
kontrazeptiv empfängnisverhütend
Kortikoide Hormone der Nebennierenrinde
Kremasterreflex Bestreichen der Oberschenkelinnenseite bewirkt Hodensackhochzug
Krepitation Knochenreiben
Kretinismus Mangel an Schilddrüsenhormonen beim ungeborenen Kind führt zu Schädigungen des Organismus
Kürettage Gewebsentnahme aus der Gebärmutter mittels Kürette

Läsion Verletzung, Schädigung
Lavage Spülung, z.B des freien Bauchraumes
Laxanzien Abführmittel
Leukozytopenie = Leukopenie Verminderung der Leukozytenzahl (< 5.000/mm³ Blut)
Leukozytose Vermehrung der Leukozytenzahl (> 10.000/mm³ Blut)
Leukozyturie vermehrte Ausscheidung von Leukozyten im Urin
Ligatur chir. Unterbindung von Blut- oder Lymphgefäßen, Hohlorganen
Lobektomie Entfernung eines Organlappens
Locked-in-Syndrom Unfähigkeit zu sprechen oder sich zu bewegen bei voller Bewusstseinsklarheit
Lues Syphilis; Geschlechtskrankheit
Lungenemphysem Lungenblähung, vermehrter Luftgehalt der Lunge

Lungenfibrose narbig-bindegewebiger Umbau der Lunge
Lysetherapie medikamentöse Auflösung von Gefäßverschlüssen

Malabsorptionssyndrom Störung der Aufnahme von Nährstoffen
Maldigestion Störung der Verdauung von Nährstoffen
Mastopathie hormonbedingte Veränderung von Milchgängen und Drüsengewebe der weiblichen Brust
Mekonium »Kindspech«, intrauterin gebildeter Darminhalt des Neugeborenen
metabolisch den Stoffwechsel betreffend
Meteorismus übermäßige Gasansammlung im Magen-Darm-Trakt
Mikroangiopathie Verengung kleiner Arterien
Miktion Blasenentleerung
Miserere Koterbrechen
Monosaccharide Einfachzucker
mutagen das Erbgut verändernd
Myelographie Röntgenkontrastdarstellung des Wirbelkanals und Rückenmarks
Myopathie Erkrankung des Muskels
Myxödem Wasseransammlung im subkutanen Gewebe von Gesicht und Extremitäten

Nekrose lokal abgestorbenes Gewebe in einem lebenden Organismus
Nephropathie Erkrankung der Niere
Neuropathie Erkrankung der Nerven
nosokomial im Krankenhaus erworben
Nykturie nächtliches Wasserlassen
Nystagmus Augenzittern

Obstipation Stuhlverstopfung
Obstruktion Verschluss eines Hohlorgans
Ödem Flüssigkeitsansammlung im Gewebe
Ösophago-Gastro-Duodenoskopie Spiegelung von Speiseröhre, Magen und Duodenum
Ornithose Infektionskrankheit, die durch Vögel übertragen wird
Orthopnoe schwere Atemnot, die sich durch Aufsetzen bessert
Osteomalazie Knochenerweichung durch zu geringe Einlagerung von Mineralstoffen in das Knochengrundgerüst
Osteomyelitis Entzündung des Knochenmarks
Otitis media Mittelohrentzündung
Ovulation Eisprung

Palpation Tastuntersuchung
paranoid wahnhaft
Paraphimose Vorhaut des Penis ist verengt und lässt sich nicht mehr über die Eichel zurückschieben; meist mit ödematöser Schwellung verbunden
Parästhesie Empfindungsstörung im Sinne einer Fehlempfindung
parathyreopriv durch Ausfall der Nebenschilddrüse hervorgerufen
parenteral den Verdauungstrakt umgehend
Parotitis Entzündung der Ohrspeicheldrüse
partiell teilweise
pektangiös Adjektiv zu Angina pectoris, mit Herzschmerzen einhergehend
Penetration ein Tumor/Ulkus dringt in ein Nachbarorgan oder in angrenzendes Gewebe ein
Perforation Durchbruch eines Krankheitsprozesses durch eine Organwand
periproktitisch nahe dem Mastdarm und After gelegen
Perkussion Abklopfen der Körperoberfläche
Permeabilität Durchlässigkeit
persistierend fortbestehend, anhaltend
Petechien kleinste, punktförmige Einblutungen in die Haut oder Schleimhaut
Phimose Verengung der Penisvorhaut
Pneumektomie operative Entfernung eines Lungenflügels
Pollakisurie häufiges Wasserlassen ohne vermehrte Ausscheidung
Polyarthritis Entzündung mehrerer Gelenke
Polyglobulie Erythrozyten ↑↑
Polysaccharide Mehrfachzucker
Polyurie Urinausscheidung von mehr als 2 l/24h
postalimentär nach der Nahrungsaufnahme
postpartal nach der Geburt
Pouch Gewebesack als Ersatzreservoir, z.B. als künstlicher Magen oder Blase
progredient fortschreitend
Prolaps Vorfall eines Gewebes oder Organs aus seiner natürlichen Lage
Proliferation Vermehrung von Gewebe durch Wucherung
Prostatahyperplasie Vergrößerung der Vorsteherdrüse
Proteinurie Ausscheidung von Eiweiß im Urin
proximal zur Körpermitte hin
Pyosalpinx Eiteransammlung im Eileiter
Pyurie erhöhte Ausscheidung von Leukozyten u. evtl. Bakterien im Urin

Radiatio Bestrahlung
Radiodermatitis Hautschädigung durch ionisierende Strahlen
Reflux Rückfluss
Regurgitation Rückströmen z.B. von Speisen in höhere Verdauungsabschnitte
Reklination Zurückstrecken, Rückwärtsbiegung
Reposition Rückverlagerung in seine normale anatomische Lage
respiratorisch die Atmung betreffend
Retention Zurückhalten
Retinopathie nichtentzündliche Erkrankung der Netzhaut
retrograd zeitlich oder örtlich zurückliegend
retrosternal hinter dem Brustbein
Ruptur Gewebs- oder Organzerreißung

Sedierung durch Medikamente (Sedativa) verursachte Beruhigung
segmental einen Abschnitt betreffend
Sekretolytika schleimlösende Medikamente
Sectio Kaiserschnitt, Schnittentbindung
sezernieren absondern
Shunt künstliche Verbindung zwischen zwei Gefäßsystemen z.B. Arterien und Venen
sklerotisch verhärtet
Smegma Sekret der Eichel- und Vorhautdrüsen bzw. der Klitoris und kleinen Labien
somatisch körperlich
Soor Pilzinfektion mit Candida albicans, meist Haut und Schleimhäute betroffen
Spasmolytika krampflösende Medikamente
Spasmus Verkrampfung
Spider naevus spinnennetzförmige Neubildung kleinster arterieller Gefäße
Stenose Verengung eines Hohlorgans
Stereotypien sich wiederholende Verhaltensweisen
Stomatitis Entzündung der Mundschleimhaut
Strangulation innere Einklemmung
Stridor pfeifendes Atemgeräusch
Striktur starke Einengung eines Hohlorgans
subtotal fast vollständig
suprapubisch oberhalb des Schambeins liegend
Systole Herz zieht sich zusammen, Blut wird ausgetrieben

Tachypnoe beschleunigte Atemfrequenz
Tenesmen schmerzhafter Stuhl- bzw. Harndrang
Tetanie Verkrampfung
Thorakotomie Eröffnung der Brusthöhle
Thrombose Bildung eines Blutpfropfes im Kreislaufsystem

Thrombozytopenie = Thrombopenie Thrombozytenzahl < 150.000/mm³ Blut
Thymoleptika Medikamente zur Stimmungsaufhellung
Tokolyse Wehenhemmung
Tonsillektomie Entfernung der Gaumenmandel
Toxin wasserlösliches Gift
Toxoplasmose von Tieren übertragene Infektionskrankheit
Tracheostomie Anlage eines künstlichen Luftröhren-Ausgangs
transurethral durch die Harnröhre
Tremor Zittern
Trepanation Verfahren zur Öffnung der Schädeldecke
Treponemen Bakterienart
Trimenon Zeitraum von drei Monaten

Ulkus Geschwür
Urämie Harnvergiftung durch eine fortgeschrittene Niereninsuffizienz
Urbanisierung Verstädterung
Urethritis Entzündung der Harnröhre

Varizellen Windpocken
Varizen Krampfadern
vasoaktiv auf die Gefäße wirkend
Vasodilatatoren Medikamente, die Blutgefäße erweitern
Ventrikel Kammer
viruzid Viren abtötend
Vitium Fehler, Defekt

Zentraler Venendruck Druck in Vv. cava ≅ Druck im rechten Vorhof
Zirrhose Umwandlung und Verhärtung von Gewebe
Zyanose bläuliche Verfärbung der Haut und der Schleimhäute durch Sauerstoffmangel
Zyste sackartige, mit Flüssigkeit gefüllte Gewebskapsel
Zystitis Entzündung der Harnblase
Zytostatika Stoffe, die die Zellteilung verzögern oder verhindern

Index

A

Abdomen, akutes 100
Abort 133
Absencen 165
Abszess 78
Abwehr
　allgemeine humorale 211
　spezielle humorale 211
　zelluläre 211
ACD-Warmblut 5
Achalasie 95
Adnexitis 112
AIDS
　Hygiene 200
　Pflege 25
Akutes Abdomen 100
Akutes Nierenversagen 73
Alkoholabusus 157
Allergie 6
Alt-Insulin 19
Altenpflege 39
Altersdepression 150
Altersdiabetes 43
Amastie 110
Amenorrhoe 120
Amnioskopie 126
Anämie 45
Anankasmus 155
Angstneurose 152
Anlage-Umwelt-Debatte 171
Anorexia nervosa 146
Antazida 96
Anti-Baby-Pille 125
Antigen-Antikörper-Reaktions-
　möglichkeiten 214
Anurie 36
Anus praeter 104
Anus praeter
　Arten 104
　Pflege 21
Aorteninsuffizienz 55
Aortenstenose 55
Aplastische Anämie 46
Apoplex 160
　Pflege 16
Asphyxie, intrauterine 138
Asthma bronchiale 59
Atemnot
　Lagerung 12
　Pflege 11
Athelie 110
Aufbaurolle 182
Auffrischimmunisierung 216
Aufgabenrolle 182
Ausscheidungen 34
Äußerer Schutzwall 210
Autismus 145
Avitaminose 41
Azetabulumfraktur 89

B

Bakterien 206
Bandscheibenvorfall 166
Bartholinitis 111
Beckenendlage 136
Beckenringfraktur 89
Beckentrauma 89
Bedürfnispyramide nach
　MASLOW 173
Befragung 169
Beobachtung 170
　verfälschende Effekte 170
Bestrahlung
　Pflege 24
Beurteilung
　Fehlerquellen 193
　Gespräch 193
　Grundlagen 192
Beutelsysteme bei Anus praeter
　22
Bezugsgruppe 181
BILLROTH-Resektion 96
Bipolare Zyklothymie 149
Blasenmole 131
Blasensprung, vorzeitiger 135
Blitz-Nick-Salaam-Krämpfe 165
Blutpräparate 5
Blutungsanämie 46
BOBATH-Konzept 16
Borderline-Syndrom 156
Brillenhaematom 84
Bronchialkarzinom 90
Bronchiektasen 57
Bronchitis 58
　Akute 58
　Chronische 59
Broteinheit 19
Brustkrebs 117
Bulimia nervosa 146

C

CAPD 76
CAVH 76
Chemotherapie
　Pflege 23
Chorea Huntington 163
Chronische organische Psychosen
　148
Colitis ulcerosa 64
Commotio cerebri 85
Compressio cerebri 86
Crista-Methode 2
CVVH 76

D

Dammriss 138
Dämmerattacken 165
Dampfsterilisation 202
Darmtrainig 36
Debilität 144
Dekubitus
    Grade 8
    Prophylaxe 7
Delir 147
Demenz 148
Depression 155
Depressive Neurose 153
Desinfektion 203
Desinfektionsmittel 203
Desinfektionsplan 204
Desinfektionswirkung 203
Diabetes mellitus 43
    Insulintherapie 20
    Pflege 18
    Pflege 20
    Schulung 21
    Schwangerschaft 130
    Spätschäden 44
Dialyse 76
Diarrhöe
    Pflege 37
Drogensucht 157
Duodenalstenose 97
Duodenalulkus 62, 96
Durchgangssyndrom 147
Durchwanderungsperitonitis 106
Dysmenorrhoe 121
Dysphagie 94
Dysurie 35

E

Eigengruppe 181
Einstellungsanomalien, Geburt 136
Eintrittspforten
    künstlich 200
    physiologisch 200

Eisenmangelanämie 45
Empfänger 175
Empfängnisverhütung 124
Empyem 78
Endokarditis
    Bakterielle 52
    Rheumatische 53
Endokriner Schock 82
Endometriose 115
Endometritis 112
Entwicklung 171
Entwicklungspsychologie 171
Enzephalitis 161
Epilepsie 163
Ernährung
    Grundlagen 40
    Nährstoffe 40
Erste Hilfe 81
Erziehung 186
    Erfolg 187
    Mittel 187, 188
    Möglichkeit 186
    Stil 189
Essstörungen 146
Experiment 169
Exploration 169
Extrauterine Schwangerschaft 133

F

Fadenpilze 209
Feedback 176
Femoralhernie 108
Fette 40
Fibroadenom 117
Fieber
    Pflege 12
    Verlauf 13
Fistelkatheter 32
Fixateur 82
Flankierrolle 179
Folsäuremangel-Anämie 47
Formelle Gruppe 181
Fraktur
    Einteilung 79
    Frakturzeichen 80

Frakturklassifikationen 79
Fremdbeobachtung 170
Fremdgruppe 181
Fresh Frozen Plasma 5
FREUD
    Modell der psychosexuellen
    Entwicklung 172
Frischblut 5
Fruchtbarkeitsstörungen 122
Führungsstil 189

G

Gassterilisation 202
Gastritis 61
    Akute 61
    Chronische 61
Geburt, Störungen 134
Geburtsverletzungen, mütterliche 138
Gehirnerschütterung 85
Gehirnprellung 85
Gehirnquetschung 86
Genitaltuberkulose 115
Gerinnungsfaktorpräparate 6
Gesprächsführung 177
Gesundheitserziehung 185
Globalinsuffizienz 49
Glomerulonephritis 71
    Akute 71
    Chronische 71
Gonorrhoe 113
Grand mal 164
Grundimmunisierung 216
Gruppe, soziale 180
Gruppenkonflikte 182

H

Halo-Effekt 170
Hämatothorax 89
Hämodialyse 76
Hämolyse 6
Hämolytische Anämie 47

Harnableitung, transurethrale
siehe Transurethrale Harn-
ableitung
Harnwegsinfektion
   Vermeidung 206
HAWTHORNE-Effekt 171
Hebephrenie 151
Hefepilze 209
Heißluftsterilisation 202
HELLP-Syndrom 128
Hepatitis 68
   Akute 68
   Chronische 69
Hernie 106
Hernioplastik 108
Herniotomie 108
Herpes genitalis 111
Herzinfarkt 50
   Pflege 14
Herzinsuffizienz 48
Herzklappeninsuffizienz 54
Hiatushernie 108
Hirnabszess 161
Hirninfarkt 159
HIV-Infektion
   Pflege 25
HOCHSTÄTTER-Methode 2
Hymenalatresie 109
Hyperchrome Anämie 46
Hyperemesis gravidarum 127
Hypermenorrhoe 121
Hyperparathyreoidismus 93
Hyperthymie 154
Hyperthyreose 91
Hypervitaminose 41
Hypochondrie 154
Hypochrome Anämie 45
Hypomenorrhoe 122
Hypovitaminose 41
Hypovolämischer Schock 82
Hysterie 154
Hysterische Neurose 153

I

Idiotie 144
Ikterus 99
Ileus 105
   Mechanischer 105
   Paralytischer 105
Ileuskrankheit 106
Imbezillität 144
Immunglobuline 6
Immunisierung 216
   aktive 216
   Hepatitis B 216
   passive 216
Impfung siehe Immunisierung
Impulsivanfälle 165
Infektion, nosokomiale 201
Infektionskrankheit 212
   Diagnose 214
   Therapie 215
Infektionskrankheiten
   Schwangerschaft 128
Infektionsquelle 213
Infektionsrisiko 198
Infektionsweg 200, 213
Infektiösität 209
Informelle Gruppe 181
Infusion 3
   Hygiene 204
Inguinalhernie 107
Injektion 1
   Hygiene 204
Inkontinenz
   Pflege 37
Instrumentenaufbereitung 203
Insulin
   Arten 19
   Verabreichung 19
Insulinpumpe 20
Intelligenztest 169
Intensivierte konventionelle Insu-
   lintherapie 20
Interaktion 177
Interrollenkonflikt 179
Intraarterielle Injektion 1
Intrakutane Injektion 1

Intramuskuläre Injektion 1
   Kontraindikationen 2
Intrarollenkonflikt 179
Intrauterinpessar 125
Intravenöse Injektion 1
Involutionsdepression 150
Ischämie
   Gehirn 159

J

JACKSON-Anfälle 165
Jugendalter 173
Juveniler Diabetes 43

K

Kardiogener Schock 82
Katatone Schizophrenie 151
Kernrolle 179
Kind im Krankenhaus 185
Kindesalter 173
KIRSCHNERdrahtfixation 82
KNAUS-OGINO, Verhütung nach 124
Kohlenhydrate 40
Koitus interruptus 124
Kolon-Rektum-Karzinom 103
Kolpitis 111
Kommunikation 175
   Aufgaben 175
   Hilfsmittel 27
   nonverbal 175
   Störungen 176
   verbal 175
Kommunikationskanal 175
Kompartmentsyndrom 80
Kondom 124
Konflikt 191
   Lösungsansätze 192
Konstruktives Feedback 176
Kontaktinfektion 200
Kontrast-Effekt 170
Kontrazeption, Hormonelle 125

Konventionelle Insulintherapie 20
Konversionsneurose 153
Korpuskarzinom 118
Korpuskuläre Anämie 47
Krankenhaus
   Risikobereiche 198
Krankenhaushygiene 198
Kreuzbeinfraktur 89
Krise, Thyreotoxische 92
Kugelzellanämie 47
KÜNTSCHERnagel 82

L

Leberkarzinom 99
Leberzirrhose 70
Leistenhernie 107
Leistungstest 169
Leukozyten-Konzentrat 5
Linksherzinsuffizienz 48
Lochialstauung 140
Lues 114
Lungenentzündung siehe Pneumonie
Lungenfibrose 25
Lungenödem 48

M

M. ALZHEIMER 148
M. BASEDOW 91
M. CROHN 65
M. hämolyticus neonatorum 130
M. PARKINSON 162
Magenausgangsstenose 97
Magenkarzinom 98
Magensonde
   Legen einer 29
   Pflege 29
Magenulkus 62, 96
Makromastie 110
Mammakarzinom 119
Marknagelosteosynthese 82

MASLOW, Bedürfnispyramide 173
Mastitis 113
Mastopathie 117
Mechanischer Ileus 105
Medikamente, Zumischung 4
Medikamentensucht 157
Megaloblastische Anämie 46
Mengenelemente 42
Meningitis 160
Mikromastie 110
Milchgangspapillom 117
Milde-Effekt 170
Minipille 125
Mischinsulin 20
Mitarbeiterzufriedenheit 183
Mitralinsuffizienz 54
Mitralstenose 54
Monopolare Zyklothymie 150
Multiple Sklerose 166
Myokarditis 51
Myoklonisch-astatische Anfälle 165
Myometritis 112

N

Nabelhernie 108
Nährstoffe 40
Narbenhernie 108
Nephrostomie
   Pflege 32
Neuner-Regel 86
Neurogener Schock 83
Neurologie
   Untersuchungsmethoden 158
Neurose 152
   depressive 153
   hysterische 153
   phobische 153
Niereninsuffizienz, Chronische 75
Nierenversagen, Akutes 73
Normen, soziale 183
Normenkonflikte 183
Normochrome Anämie 45
Nosokomiale Infektion 201
Nykturie 36

O

Obstipation
   Pflege 36
ÖDIPUS-Komplex 172
Ösophagus
   Divertikel 94
Oligomenorrhoe 121
Oligophrenie 144
Oligurie 36
OP, Pflege nach 37
Organisationssoziologie 182
Ösophaguskarzinom 94
Ovarialkarzinom 119

P

Pankreaskarzinom 99
Pankreatitis 66
   Akute 66
   Chronische 67
Paralytischer Ileus 105
Parametritis 112
Paranoid-halluzinatorische Schizophrenie 151
Pathogenität 209
Penetration 96
Peritonealdialyse 76
Peritonitis 102
Persönlichkeitsstörungen 154
Persönlichkeitstest 169
Petit mal 164
Pflege:
   ältere Menschen 39
   bei Infusionstherapie 4
Phlegmone 78
Phobische Neurose 153
PIAGET:
   Modell der kognitiven Entwicklung 172
Pilze 208
Plasmasterilisation 202
Plattenosteosynthese 81
Plazenta praevia 131
Plazentainsuffizienz 132

Plazentalösung
  unvollständige 139
  vorzeitige 131
Pneumonie 56
  Pflege 11
  Prophylaxe 9
Pollakisurie 35
Polymastie 110
Polymenorrhoe 121
Polyneuropathie 168
Polythelie 110
Polytrauma 83
Polyurie 36
Portiokappe 125
Postoperative Pflege 37
Posttransfusionshepatitis 68
Prämenstruelles Syndrom 122
Prävention 185
Primärgruppe 180
PRIND siehe Prolongiertes
  ischämisches neurologisches
  Defizit
Projektion 170
Prolongiertes ischämisches
  neurologisches Defizit 159
Proteine 41
Psychologie
  Methoden 169
Psychologischer Test 169
Psychomotorische Anfälle 165
Psychose
  Endogene 149
  Exogene 146
  manisch-depressive 149
Psychosen
  Akut organische 147
  Chronisch organische 148
Puerperalsepsis 141
Pulsionsdivertikel 94
Pyelonephritis 72
  Akute 72
  Chronische 73
  gravidarum 129
Pylorusstenose 96
Pyometra 118

Querschnittssyndrom 167
Querulanz 155

Radiodermatitis 24
Rechtsherzinsuffizienz 49
Reflexprüfung 158
Reha-Team 194
Rehabilitation
  Dienste 194
  Leistungsträger 194
Rektusdiastase 108
Resozialisation 178
Retikuloendotheliales System 211
Rippenfraktur 88
Rippenserienfraktur 88
Rolle
  Konflikte 179
  soziale 179
ROSENTHAL-Effekt 171
ROUX-Y-Gastroenterostomie 97

S

Sanktionen 184
Säuglingsalter 172
Schädel-Hirn-Trauma 84
Schädelfraktur 84
Scheidendammriss 138
Scheidendiaphragma 125
Schenkelhernie 108
Schichten-Problematik 180
Schilddrüse 91
Schilddrüsenkarzinom 92
Schimmelpilze 209
Schizoidie 156
Schizophrenia simplex 152
Schizophrenie 150
  katatone 151
  paranoid-halluzinatorische 151
Schlaganfall siehe Apoplex

Schock 82
  Index 83
Schraubenosteosynthese 81
Schüttelfrost 14
Schutzwall, äußerer 210
Schwangerschaft
  Diagnostik 126
  Erkrankungen 127
  Infektionskrankheiten 128
  Veränderungen 127
Schwangerschaftsinduzierte Hypertonie 127
Scrotalhernie 107
Sekundärgruppe 181
Selbstbeobachtung 170
Sender 175
Sepsis 77
Septische Reaktion 6
Septischer Schock 82
Serogene Anämie 47
SIH siehe Schwangerschaftsinduzierte Hypertonie
SHT 84
Sichelzellanämie 47
Simultanimpfung 216
Soziale Gruppe 180
Soziale Normen 183
Soziale Rolle 179
Soziale Schichtung 179
Soziale Umwelt 184
Sozialisation 178
Sozialisationsprozess 178
Soziologie 177
Spannungspneumothorax 89
Spermizide 125
Spickdrahtosteosynthese 82
Spiel 173
Spielsucht 157
Spirale 125
Sporen 207
Spurenelemente 42
Staubinfektion 201
Sterilisation 202
Sterilität 122
Stomaplatte, Wechsel 22
Strahlenenteritis 25
Strahlenpneumonie 25
Strahlenproktitis 25

Strahlensterilisation 203
Streptokokkeninfekt 71
Struma 91
Stuhlausscheidung 34
Sturzgeburt 138
Subkutane Injektion 1
Sucht 157
Suprapubische Blasendrainage 32
Syndrom, Prämenstruelles 122
Syphilis 114
System, retikuloendotheliales 211

T

Teamarbeit 190
Thelitis 113
Thoraxverletzungen 88
Thrombo-Embolie-Prophylaxe 8
Thrombose
   Pflege 9
   Risikofaktoren 8
Thrombozyten-Konzentrat 5
Thyreotoxische Krise 92
TIA siehe Transitorische
   ischämische Attacke
Toxische Anämie 48
Tracheostoma
   Pflege 26
   Sekretentfernung 27
Traktionsdivertikel 94
Transfusion 5
   Hygiene 205
Transfusionszwischenfall 7
Transitorische ischämische
   Attacke 159
Transurethrale Harnableitung
   Hygiene 206
   Kathetertypen 33
   Legen einer 33
   Pflege 31
Tröpfcheninfektion 201
Trotzalter 173
Tubargravidität 133
Tubensterilisation 126
Tumor, maligner: Pflege 23
Tumoranämie 45

U

Überernährung 42
Überforderung 190
Ulcus duodeni siehe Duodenalulkus
Ulcus ventriculi siehe Magenulkus
Umwelt, soziale 184
Umweltbewusstsein 199
Unterernährung 42
Untersuchungsmaterial
   Hygiene 214
Urämie 74
Ureterenkatheter 32
Urinausscheidung 35
Urologie
   Pflege 31
Uterusmissbildungen 109
Uterusmyome 116
Uteruspolypen 116
Uterusrückbildung, verzögerte 140

V

Vaginalatresie 109
Vagotomie 97
Vasektomie 126
Ventilpneumothorax 89
Verbrennung 86
   Grade 86
   Neuner-Regel 86
Verbrennungskrankheit 87
Verhaltensbeobachtung 170
Verzögerungsinsulin 19
VIRCHOW-Trias 8
Viren 208
Virulenz 210
Vitalzeichenkontrolle 38
Vitamin B12-Mangel-Anämie 46
Vitamine 41
Vulvitis 110

W

Wehenschwäche 134
Wehenstörung 135
WHIPPLE-OP 99
Wirtverhalten 213
Wochenbett
   Infektionen 141
   Psychose 143
Wundinfektion
   Vermeidung 205

Z

Zelluläre Abwehr 211
Zentraler Venenkatheter:Pflege 27
Zervixdystokie 135
Zervixkarzinom 117
Zervizitis 112
ZVD-Messung 28
ZVK: Pflege 27
Zwangsneurose 153
Zyklothymie
   bipolare 149
   monopolare 150
Zyklusstörungen 120
Zytostatika 23
   Pflege 23